HANS-BRODER VON LAUE
ELKE E. VON LAUE

ZUR PHYSIOLOGIE DER HEILEURYTHMIE

Lautgesetze und Therapieordnungen

AF842239

VERLAG AM GOETHEANUM

Herausgegeben von der Medizinischen Sektion
der Freien Hochschule für Geisteswissenschaft am Goetheanum, Dornach

www.vamg.ch

2., überarbeitete Auflage 2016

© Copyright 2016 by Verlag am Goetheanum, CH–4143 Dornach
Alle Rechte vorbehalten

Einbandgestaltung von Wolfram Schildt, Berlin,
unter Verwendung einer Zeichnung von Rudolf Steiner
Satz: Höpcke, Hamburg
Druck und Bindung: Druckhaus Nomos, Sinzheim

ISBN 978-3-7235-1289-1566-2

Inhalt

Vorwort

«Je größer und mächtiger etwas werden soll,
desto langsamer und scheinbar mühsamer wächst es.»
Jeremias Gotthelf

Vor 96 Jahren wurde der Heileurythmie-Kurs von Rudolf Steiner vor Ärzten und Eurythmisten gehalten. Seitdem bemühen sich vier Generationen um das Begreifen – Verstehen – Erkennen und Anwenden dieses Inhaltes. Die Arbeitswege der Interessierten sind sehr verschieden, sie bilden alle einen Mosaikstein eines Ganzen.

Die vorliegende Arbeit versteht sich als Beitrag «Zur Physiologie der Heileurythmie». Die Aufgabe ist mit dem Ziel verbunden, die Schilder an den «ätherischen Türen» zu lesen und lernend den Schlüssel zu finden, diese Türen zu öffnen: Neue Gegebenheiten, neue Zusammenhänge werden sichtbar. Der 3. Vortrag (14.4.1921) wird selbst zum Schlüssel, wenn die Lautbildung im Mund erfühlt, ertastet wird. Allein diese Aufgabe zu üben dauert lange Zeit. Diese Tastfähigkeit wird auch auf dem anderen Schulungsweg, der Michaelsschule in der 9. und 12. Klassenstunde gefordert.

Wer sich bemüht, die anthroposophischen Wurzeln der Eurythmie zu pflegen, wird die vorliegende Arbeit wie einen Kompass handhaben lernen, um seine Ziele zu erreichen. Wer nur auf den Kompass schaut, wird andere Einsichten habe.

Elke Elisabeth von Laue

1. Einleitung

Das Interesse der Heileurythmisten an dieser Darstellung der «Physiologie der Heileurythmie» macht eine 2. Auflage notwendig. Die Einleitung der ersten Auflage war zeitgebunden. Wir hoffen, dass die Lesbarkeit verbessert wird, wenn wir die übergeordneten Gedanken aus den Vorträgen hier knapp charakterisieren. Sie bilden die methodische Grundlage für diese Darstellung der «Physiologie der Heileurythmie».

Der Heileurythmie-Kurs wurde parallel zum sog. 2. Ärztekurs von R. Steiner gehalten, gemeinsam ergeben diese Vorträge ein Ganzes. Das Thema für die Ärzte wird gleich zu Anfang genannt: «... was Stoffe außer dem Menschen sind ... und was als Heilmittel wirken kann» (GA 313, 11.4.1921, S.9, 3°). In den Heileurythmie-Vorträgen sind die leitenden Gedanken nicht als Thema formuliert, sondern in die einzelnen Vorträge integriert. Zusammen angeschaut ergeben sie das «System der Heileurythmie».

Der 1. Vortrag weist darauf hin, dass die Eurythmisten sich einerseits die notwendigen physiologisch-medizinischen Kenntnisse erwerben sollen, um therapeutisch tätig werden zu können. Andererseits müssen sie sehr bewusst unterscheiden lernen, ob sie eine therapeutisch- oder eine künstlerisch-eurythmische Bewegung intendieren. Die hierfür notwendige Wachheit gewinnen sie im Studium von dem Bau und der Funktion der Sprachorgane. In ihnen soll der Bewegungsablauf beim Sprechen genau beobachtet werden. Dann würde erlebt, dass die Sprechbewegungen im Kehlkopf und Mundbereich sich polar zu den eurythmischen Bewegungen der Gliedmaßen verhalten *(Kap. 6.1 + 7.1)*.

Der 2. Vortrag beschreibt den Unterschied zwischen den Vokalen und Konsonanten, die zusammen einerseits die menschliche Sprache, andererseits das schöpferische Weltenwort bilden: Die kosmisch-schöpferische Kraft der Vokale hat sich im Laufe der Evolution immer weiter in die menschliche Seele hinein begeben. Die Vokale offenbaren dadurch die Grundkräfte des inneren Empfindens, sie sind aber nicht mehr in der außermenschlichen Welt wirksam. Die Konsonanten des Weltenwortes leben sich dagegen ganz im natürlichen Werden der Natur und des menschlichen Leibes aus. Sie können in allen Bewegungen der lebendigen Welt entdeckt werden. Die (heil-)eurythmischen Bewegungen sollen diese makrokosmischen Vereinseitigungen in der mikrokosmischen Anwendung wieder überwinden und heilen *(Kap. 10.1)*.

Der 3. Vortrag greift zunächst ein Thema auf, das später kaum genannt wird: Die Tingierung der Konsonanten soll sich in der eurythmischen Bewegung zeigen: diejenigen Laute, die im Aussprechen den Vokal nachstellen (Beispiel «Ha»), würden die Seele des Sprechenden und des Eurythmisten so stark in die Außenwelt hinausziehen, wie es für jede Wahrnehmung typisch ist. Polar dazu bringen die Laute, in denen der Vokal vorgestellt ist (Beispiel «eF») den Menschen wieder mehr in sich hinein, weil die Außenwelt vorstellend abgebildet wird. Diese Bewegungsqualität sei für die Eurythmie in verschiedenen Sprachen zu beachten.

Dann wird das Verhältnis von Sprech- und Eurythmiebewegung für die Konsonanten detailliert dargestellt: Die Stoßlaute beginnen im Sprechen mit einer ballenden Mundbewegung, dann wird der Luftstrom fließend veräußerlicht. Der Bewegungsablauf der Eurythmie sei entgegengesetzt: die Stoßlaute beginnen fließend bewegt und enden mit einem ballenden Charakter. Das Aussprechen der Blaselaute* fängt blasend an und endet in einem leisen stoßigen Anhalten. Diese Laute sind wieder eurythmisch polar zu gestalten: sie beginnen mit einer innehaltenden Festigkeit, um frei bewegt und fließend zu enden. In den Mittellauten folgen sich ballend-stoßende und fließend-bewegte Elemente in rhythmisch unterschiedlicher Weise *(Kap. 6.1)*.

Auch die Raumordnung der Lautbildung und die Bewegungsrichtung der Eurythmie sind polar geordnet: die «unten-hinten» gebildeten Rachenlaute sollen nach oben, die vorne-oben gestalteten Lippenlaute sollen dagegen nach unten bewegt werden, die mittleren Zahn-Zungenlaute bleiben in der Mitte. «Diese drei Einteilungsprinzipien ... kom-

---

* Der anfängliche «Knacklaut» Aleph, der beim Öffnen der Stimmlippen entsteht, gehört noch nicht zur menschlichen Sprachebildung.

men in den Formen, die da sind für das Eurythmisieren, zum Ausdruck» (S. 40; 3°).

Zuletzt wird auf die Gestaltungskräfte der Vokale (am Beispiel von O und E) während der embryologischen Entwicklung geschaut: Das O ist tätig in der Weitung und Rundung der Schädel-Hirnbildung, das E verwirklicht sich in der wiederholenden Kreuzung der Rückenmarksnerven. Diese Bildungstendenzen verwirklichen sich im embryologischen Werden des Nerven-Sinnessystems. Sie werden durch das Sprechen der Laute jeweils wieder geweckt und können sich nach der Geburt nur noch im Stoffwechsel kränkend als Zudick- oder Zudünn-Sein ausleben. Dagegen heilt die eurythmische Bewegung, wenn die Kräfte bewusst ergriffen werden (die embryologischen Wirksamkeiten der anderen Vokale sind nicht genannt) *(Kap. 7.2)*.

Der 4. Vortrag schildert die Wirksamkeit der Konsonanten an einer Ordnung der Magen-Darm-Erkrankungen. Wenn man die Reihenfolge der Lautbildung der Konsonanten von der stärksten Stoßigkeit (K/G) im Gaumen über alle Stufen bis wieder zur stärksten Blasigkeit (H) als Grundlage nimmt, ergibt sich ein eindeutiges Bild: die Gaumenlaute (K/G u. H) sollen jeweils bei Bewegungsproblemen eingesetzt werden, die nächst folgenden Zahn-Zungenlaute (T/D u. S/Sch) beziehen sich auf Fragen der Aussonderung von Sekreten im Magen-Darm-Trakt, d. h. um die Bildung und Aussonderung von spezialisierten Substanzen. Die Lippenlaute (P/B u. F) harmonisieren im Organismus Prozesse jenseits der Darmwand im Blut. Hier wird die abgebaute Nahrung zunächst in lebendige Substanz, dann in eine Seelen-tragende und zuletzt in eine Ich-offene Qualität verwandelt. Diese aufsteigende Metamorphose bedingt die Ausscheidungsprozesse der großen Stoffwechselorgane, die Niere wird als Beispiel genannt. Die Wirkung der Mittellaute wird jeweils übergreifend beschrieben: «Wie überhaupt all diese Bewegungen [des R und L] regulierend wirken vom Gliedmaßen-Stoffwechsel-Organismus bis in ... die Zirkulation und auch in die Atmungsbewegung» (S. 54) *(Kap. 6)*.

Dann wird in Anknüpfung an den 2. Vortrag dargestellt, dass das Ziel der Veräußerlichung des Vokals in der heileurythmischen Übung in drei Schritten erreicht werden soll: der Patient soll den Vokal sprechen

(«Tönen») und damit in seiner eigenen Seele beginnen, er soll danach denselben Laut (mit Armen, Beinen, Armen) bewegen und zum Ende «nachlauschend» den Bewegungsklang im Bewusstsein neu schaffen.

Der Übungsaufbau der Konsonanten wird im 2. Vortrag nur angedeutet und kann gemäß dem Prinzip der Polarität ergänzt werden. Der Patient soll von einem lebendigen Naturvorgang, der einem Konsonanten entspricht, eine innere «Anschauung erwerben» (S. 37). Dieses innerlich erlebte Naturbild kann er dann mit seinen Gliedern bewegen, bevor der Laut gehört wird. Erst wenn das Naturgeschehen in den Patientenbewegungen treffend erscheint, hört er den Konsonanten durch den Heileurythmisten. Danach soll er das Bewegt-Gehörte in seinem Bewusstsein so bildhaft wie möglich nachbilden. Die heileurythmischen Vokal- und Konsonantenbewegungen würden, wenn sie in diesem Dreischritt ausgeführt werden, viel Leben in die lebendigen Prozesse des Ätherleibs herein bringen *(Kap. 10.2)*.

Im 5. Vortrag dominieren die Übungen, in denen empfundene Vokalstimmungen und -bewegungen in unterschiedlicher Weise gemeinsam bewusst ergriffen und gestaltet werden. Die Seelenübungen können eingesetzt werden, wenn der psychosomatische Anteil einer Krankheit im Vordergrund einer Therapie steht. Sie helfen dem Patienten, den eigenen physischen Leib durch regelmäßiges Üben neu zu ergreifen und dadurch «auf dem Umwege über den Ätherleib» seine seelisch-geistige Präsenz zu verbessern.

In die Beschreibung der vokalischen Seelenübungen werden drei Konsonanten-Therapien hineinkomponiert. Hier dominiert jetzt die Ordnung, wie sich der Ort des Übens zu dem Bereich der heilenden Wirkung verhält: bei Migräne dominieren die Kopfschmerzen, das B soll mit den Armen gestaltet werden, die intensivste Bewegung erfolgt mit den Beinen. Polar dazu können Schmerzen im Unterleib gelindert werden, wenn das M vorwiegend mit dem Kopf bewegt wird: der Ort der Schmerzen und die heilende Bewegung liegen polar. Das R wird in der mittleren Ebene bewegt und wirkt harmonisierend auf den Atmungs- und Zirkulationsrhythmus *(Kap. 9)*.

Der 6. Vortrag bereitet das Finale des Kurses im 7. Vortrag vor: Im Hören von Konsonanten wirkt noch ein Rest ihrer makrokosmischen

Wirkung auf den menschlichen Leib. Dieser Impuls kann sich nach der Geburt nicht mehr ausreichend als Lebensbewegung im Willenssystem verwirklichen. Dieser «Willens-Gefühls-Faktor» des Lautes weicht auf den Kopf aus und kann von hier aus das Seelenleben verändern. Der Mensch vereinseitigt sich durch das *Konsonanten-Hören* zum «Eigensinnig-Sein». In der eurythmischen Bewegung wird der Konsonant als echter Willensimpuls verwirklicht. Jetzt kann er lautspezifisch den «Unteren Menschen» verstärken. Hierdurch werden neue Imaginationskräfte statt des alten «Eigensinns» im Menschen möglich.

Schon im 2. Vortrag wird auf die krankhafte Veränderung des Leibes durch das *Sprechen von Vokalen* hingewiesen: das O-Sprechen aktiviert die Tendenz der Massebildung etc. Die eurythmische Bewegung der Vokale bewirkt polar dazu: die kosmischen Formkräfte werden lautspezifisch in den lebendigen Leib hereingerufen und so der «Obere Mensch» verstärkt *(Kap. 2 + 3)*.

Der 7. Vortrag bildet das Finale des Ärzte- und des Heileurythmie-Kurses. Jetzt erst wird die kosmische Logos-Kraft genannt, die sich in trinitarischer Ausprägung als Bildekräfte in der embryonalen Leibbildung verwirklichen: Die kosmischen Gestaltungskräfte korrelieren mit der Ganzheit eines sinnerfüllten Wortes. Sowohl in dem embryologischen Werden der Organe als auch im Entstehen jedes Wortes verbinden sich die quellend-bewegende Konsonantenkraft und die strukturierende Vokalkraft. Die Vokale zeigen ihre leibliche Wirkung in allen zeitlich und räumlich geordneten Aussonderungs-Prozessen als ein Ausdruck des «Oberen Menschen». Die Konsonanten zeigen ihre schaffende Kraft im «Unteren Menschen», sie «befestigen» einen vorher bewegt-fließenden Werdevorgang. Erst jetzt erscheint ein Organ im Raum und gewinnt seine Funktionsreife in der Zeit. Das Auge kann jetzt Organ des Wahrnehmens werden *(Kap. 8)*.

Die heilige Therese dient als warnendes Beispiel: Bei dazu veranlagten Menschen können die drei Bildekräfte unbewusst als «unbewusste Imaginationen» oder «Inspirationsreflexe» aus den Lebensprozessen des Unterleibs aufsteigen und sich im übersinnlichen Erleben ausdrücken. Diese spontane, ans Pathologische grenzende Geistoffenheit wird von Rudolf Steiner deutlich abgegrenzt von einer übersinnlichen Wahrnehmungsfähigkeit, die vom Therapeuten konsequent erübt wurde: Das konsequente Gestalten der Konsonanten und Vokale nach den in den Vorträgen genannten Gesetzen kann die Fähigkeit der Imagination und Inspiration in der Seele der Heileurythmisten wecken. Sie erleben dadurch in der eigenen Seele eine Ermutigung und eine gesteigerte Intuitionsfähigkeit, um die unbewussten Heilungskräfte im Patienten wirksamer zu wecken.

Die Korrespondenz der trinitarischen Bildekräfte mit der dreigliedrigen eurythmischen Lautbildung als «Bewegung, Gefühl, Charakter» wird im Kurs noch nicht deutlich ausgesprochen, sie ist nur angedeutet. Das ideelle Konzept der einzelnen Lautbewegung wird erst ein gutes Jahr später (GA 279, 4.8.1922) genannt: Jeder Laut kann in seiner Bewegung durch die Willenssinne wahrgenommen werden (Schwere/ Leichte = Bewegung; Druck / Sog von außen = Schleier; Anspannung und Lösen als Innenerlebnis = Charakter). Darauf aufbauend soll er sich imaginativ als dreifacher Farbklang verwirklichen und in der Seele das Zusammenwirken von Denken, Fühlen und Wollen verstärken *(Kap. 4)*.

In dem Aufbau einer heileurythmischen Übung sollen die drei kosmischen Bildekräfte heilend herbeigerufen werden. Dies geschieht, wenn die für den Kranken richtige Lautfolge durch den Therapeuten bewusst ausgesucht wird. Der Patient kann dann so angeleitet werden, dass er die drei Elemente des heilenden Lautes (Bewegung, Gefühl und Charakter) für sich ergreift und sie in dem jeweils dreigliedrigen Übungsaufbau seinem lebendigen Leib einprägt. In der Liege-Ruhe nach jeder Übungseinheit und im Nachtschlaf kann sich dann Heilung verwirklichen *(Kap. 10)*.

Der Zusammenklang aller Vorträge dieses Doppelzyklus als einheitliche Komposition ergibt sich für uns erst, wenn wir die Gedankenimaginationen immer wieder vor unserer Seele aufbauen. Das einheitliche Bild entsteht leichter, wenn wir vom letzten Vortrag ausgehend die einzelnen Inhalte rückwärts bis zum ersten zur Gesamtkomposition aufbauen. Dann erst wird uns deutlich, dass die Aussage von Rudolf Steiner gut ein Jahr nach dem Kurs zutrifft: «Im Grunde genommen ist das empirische Material für diese Heileurythmie ja von mir beim letzten

Ärztekurs in Dornach entwickelt, dargestellt worden, und es ist kaum notwendig, über das dazumal Gegebene hinauszugehen» (28.10.1922). Wir müssen nur immer besser lernen, das «System der Heileurythmie» als eine Gedankenimagination in dem Kurs zu entdecken und es weiter zu entwickeln.

Wir bitten alle Leser dieser «Physiologie der Heileurythmie», uns ihre Kritik und Erfahrungen mit der vorliegenden Ausarbeitung zu schreiben, damit wir gemeinsam immer mehr Einsicht in die Gesetze der Heileurythmie gewinnen und dem Patienten gezielter helfen können.

2. Die Prozesse des Ätherleibes im Spannungsfeld zwischen ‹oberem und unterem Menschen›

Auf die Möglichkeit der heilenden Wirkung der Eurythmie hatte Rudolf Steiner sehr früh hingewiesen. Schon im ersten *Bottminger Kurs* (GA 277a, 17.9.1912) wird eine Konsonantensequenz genannt und dazu gesagt: «*Wenn Sie später einmal mit Kindern oder Erwachsenen zu tun haben werden, die aufgeregt, unruhig und nervös sind, dann kann diese Lautfolge D-F-G-K-H eine beruhigende und lösende Wirkung haben. [...] Diese Gruppe (L-M-N-P-Q) wirkt excitierend, anregend. Die müssen Sie Menschen machen lassen, die müde, abgespannt und schläfrig in Ihre Stunde kommen. Da werden sie wieder wach und angeregt und interessant.*» Dieser erste Hinweis erfolgt noch im kleinen Kreis. Aber schon in der Einleitung der ersten Eurythmieaufführung in München 1913 weist R. Steiner auf die drei Aufgabenbereiche der neuen Bewegungskunst hin: Das Erscheinen der **Schönheit** in der künstlerischen Eurythmie, die Möglichkeit der **pädagogisch-didaktischen** Anwendung und zuletzt, dass ***«auch in gesunder Weise auf den menschlichen Organismus und auf die menschliche Seelenverfassung gewirkt werden könne»*** (GA 277a, 28.8.1913). Die pädagogische Eurythmie wird sechs Jahre später in der ersten Waldorfschule praktiziert. Die Erfahrungen in der Schule und in den Laienkursen führten Frau E. Baumann und Fräulein E. Wolfram zu dem Entschluss, nach der Verwandlung der Eurythmie in Heileurythmie zu fragen. Denn die Ärzte, die ursprünglich in München anwesend waren, konnten die Anregung, eine neue Therapieform zu entwickeln, noch nicht aufgreifen. Der Heilerwille der Eurythmistinnen und ihr Mut zum Fragen führten 1921 zum Heileurythmischen Kurs (GA 315).

Der Vortragszyklus von 1920 «Geisteswissenschaftliche Medizin» (GA 312) hat «die äußere Offenbarung des inneren Menschen» in Gesundheit und Krankheit zum Thema (GA 313, 11.4.1921). Ein Jahr später findet ein Doppelkurs statt: Der 2. Ärztekurs (Geisteswissenschaftliche Gesichtspunkte zur Therapie, GA 313) vormittags und der Heileurythmie-Kurs (GA 315) nachmittags. Beide Kurse richten sich auf die Erkenntnis einer erweiterten Therapie. Vormittags wird den Ärzten die Menschenkunde dargestellt, die notwendig ist, um das Geistige der **substanziellen Heilmittel** begründen zu können. Steiner formuliert das Thema als Frage: *«Wie [können] die verschiedenen [Wesens-]Glieder des Menschen beeinflusst werden von demjenigen, was Stoffe außer dem Menschen sind, ... die als Heilmittel verwendet werden?»* (GA 313, 11.4.1921). Dem Leser beider Kurse wird deutlich, dass für eine ganzheitliche Therapie einerseits der Stoffpol der Therapie erkennend durchdrungen werden muss. Hier ist der Patient empfangend, die Arzneimittel wirken weitgehend ohne sein Mittun. Die Heileurythmie bildet den anderen Pol des erweiterten Therapiespektrums. Die Heilung muss vom Ich des Patienten selbst gewollt und erübt werden. Sie muss durch selbständiges Üben errungen werden.

Der Inhalt des Heileurythmie-Kurses richtet sich an die Ärzte. Steiner hofft, dass ausgebildete Ärzte das therapeutische Potential der Heileurythmie aufgreifen und weiter entwickeln. Der Willensimpuls der beiden Therapeutinnen bildet aber den Anstoß. Daher werden zum Kurs nachmittags neben den Ärzten auch nur die Eurythmistinnen zugelassen, die ein eindeutiges therapeutisches Wollen gezeigt hatten. Der Duktus des Kurses wendet sich an den «Heilerwillen» der Eurythmistinnen, damit ein neuer therapeutischer Beruf entstehe. Im Kurs wird auf die gemeinsame Aufgabe von Ärzten und Heileurythmisten hingewiesen: es soll das *«nach dem Geistigen hin gelegene Physiologische»* der Heileurythmie erarbeitet werden. Mehrmals wird die Notwendigkeit betont, die *«Physiologie des Eurythmisierens»* zu erkennen, sie zu entwickeln.

Beide Kurse haben das Ziel, die Lebensprozesse des *«Eurythmikers Ätherleib»* in Gesundheit und Krankheit kennen und therapeutisch beeinflussen zu lernen. In beiden Kursen werden fast keine geistig-karmischen oder psychologischen Hintergründe der Pathologie oder Therapie erwähnt. Die Prozesse des Ätherleibes in Krankheit und im Gesunden stehen ganz im Vordergrund. Für das Verständnis des menschlichen Ätherleibes ist es erforderlich, die Wirkungen aller vier Wesensglieder **in den lebendigen Prozessen** zu unterscheiden.

Um ein Bild der physiologischen Prozesse zu gewinnen, soll einleitend der so genannte «Kästchenvortrag» (Der unsichtbare Mensch in uns.

Der sichtbare – unsichtbare Mensch

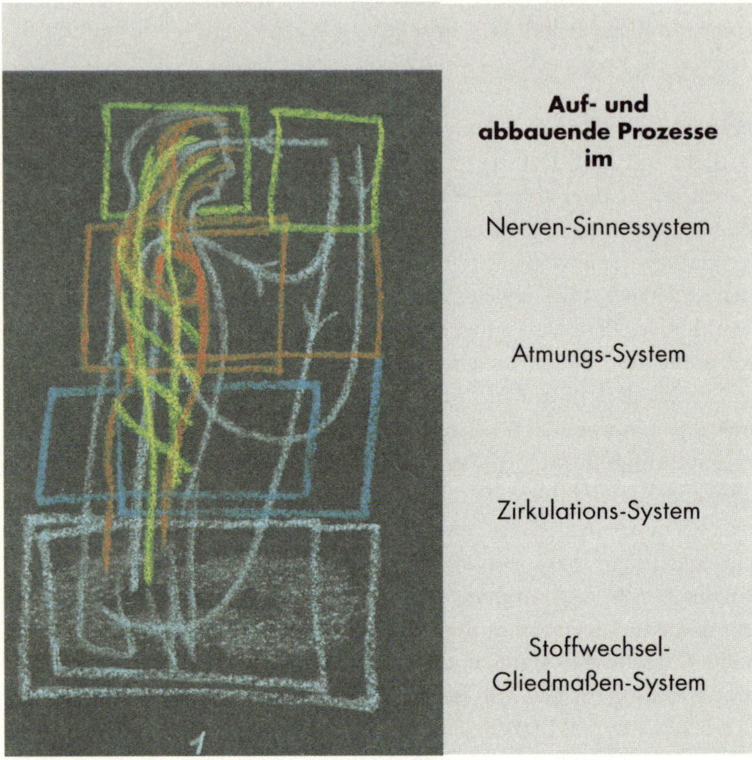

(© Copyright by Rudolf Steiner Nachlassverwaltung 2006)

Abb. 1: Die Funktionen des ‹oberen und unteren Menschen› zwischen ‹sichtbarem und unsichtbarem Menschen› – in Anlehnung an die Wandtafelzeichnung im Vortrag: «Der unsichtbare Mensch in uns. Das der Therapie zugrunde liegende Pathologische».
GA 221, Dornach, 11. 2. 1923

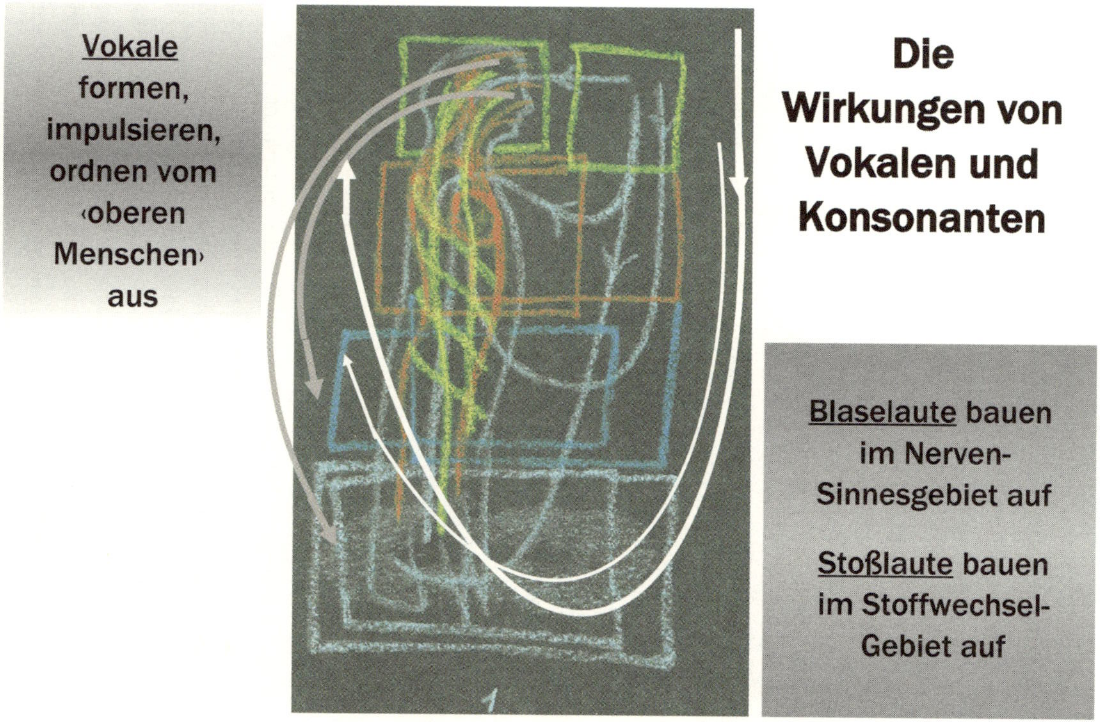
Vokale formen, impulsieren, ordnen vom ‹oberen Menschen› aus
1
Die Wirkungen von Vokalen und Konsonanten
Blaselaute bauen im Nerven-Sinnesgebiet auf
Stoßlaute bauen im Stoffwechsel-Gebiet auf

Abb. 7: Vokale und Konsonanten wirken im Verhältnis zum sichtbaren und unsichtbaren Menschen.

Das der Therapie zugrunde liegende Pathologische, GA 218, 11.2.1923) herangezogen werden. Dieser Vortrag bildet einen Schlüssel dafür, die Darstellung in den medizinischen Kursen und auch im Heileurythmie-Kurs zu verstehen. Die Vielfältigkeit der Prozesse, die gleichzeitig im lebendigen Leib stattfinden, wird didaktisch in vier qualitative Ebenen differenziert. Jede dieser vier Kategorien wird zusätzlich in einen ‹sichtbaren› und einen ‹unsichtbaren› Anteil gegliedert (Abb. 1, S. 20).

Der ‹sichtbare› und der ‹unsichtbare› Mensch muss getrennt in den lebendigen Prozessen verstanden werden, auch wenn sich auf allen vier Ebenen die beiden Prozessrichtungen durchdringen. Auf seiner **sichtbaren** Seite (linke Seite) werden die Lebensprozesse dadurch verändert, dass der ‹sichtbare Astralleib und das sichtbare Ich› direkt einwirken. Hierdurch werden Abbauprozesse intendiert. Der Impuls zum Abbau von physiologischen Potentialen stammt immer aus den direkt wirkenden höheren Wesensgliedern. Sie erscheinen **in der Seele** als waches Denken, als träumendes Fühlen oder als Wollen. Auf der Ebene des Ätherleibes offenbaren sich die Prozesse als abbauende, katabole physiologische Vorgänge. Auf der **unsichtbaren** Seite (rechts) bewirken die höheren Wesensglieder als ‹unsichtbares Ich und Astralleib› im Ätherleib und physischen Leib direkt die Aufbauprozesse, die von diesem Individuum geprägt sein müssen. Das unbewusst wirkende «unsichtbare» Ich gestaltet alle Strukturen, die durch den Aufbau im menschlichen Organismus neu entstehen.

Insofern sind alle lebendigen Prozesse, sowohl die Auf- als auch die Abbauprozesse im Organismus, immer von den höheren Wesensgliedern durchdrungen, sie offenbaren sich in vierfacher Weise im Ätherleib. Diesem Typus der Darstellung folgen die beiden hier untersuchten Kurse (GA 313 und 315). Wenn in den Vorträgen von dem Wirken der höheren Wesensglieder, dem Ich und dem Astralleib gesprochen wird, wird von Steiner kaum auf die seelisch-geistigen Erfahrungen, sondern auf deren Wirkung im Ätherleib hingewiesen. Die Unterscheidung zwischen dem seelischen Erleben und den physiologischen Vorgängen soll an einem Beispiel deutlich gemacht werden: Die Trauer ist ein seelisch-geistiger Prozess, der als Weinen sichtbar in Erscheinung tritt. Die Bildung der Tränen ist der lebendige Vorgang, der im Ätherleib durch und mit der

Trauer angestoßen wird. Das Erleben der Trauer als Seelenerlebnis korreliert mit dem Prozess der Tränenbildung. Auf die lebendigen Prozesse wird in den Kursen hingeschaut, *nicht* auf den Inhalt des Seelenerlebens.

Zusammenfassend wird die polare Prozessordnung im Ätherleib ‹**der obere und untere Mensch**› genannt. Damit sind keine räumlichen Gliederungen, sondern qualitative Wirkungen gemeint. Zum ‹**unteren Menschen**› werden alle Vorgänge gezählt, in denen ein **Aufbau** stattfindet. Der Aufbau hat drei mögliche Ziele: entweder soll nach einer Belastung der vorherige Kraftzustand oder die vorherige Aktivität wieder hergestellt werden (‹**Erhaltung**›). Oder es soll durch ‹**Wachstum**› die Voraussetzung für verbesserte Fähigkeiten gebildet werden. Schließlich führt die ‹**Reproduktion**› zu einer vollständigen Erneuerung des Organismus. Die höheren Wesensglieder – jeweils mit ihren ‹sichtbaren› und ‹unsichtbaren› Anteilen – gestalten diese **Lebensprozesse.** Einzelne Schritte des Aufbaues können durch geeignete Untersuchungen beobachtet werden. Man misst zum Beispiel den Aufbau eines Nervenpotentials, die Phosphorisierung eines Rezeptors oder die Synthese einer neuen Substanz. Dabei werden viele Einzelschritte detailliert untersucht, die zielgerichtete Kraft des Aufbaues der menschlichen Funktion geht aber verloren. Die aufbauenden Prozesse treten allerdings nie isoliert auf. Sie sind kontinuierlich von gestaltenden, kontrollierend-wahrnehmenden ‹oberen› Vorgängen begleitet. Diese wirken im Sinne einer Rückkoppelung und begrenzen die ‹unteren› Prozesse des Aufbaues.

Die ‹**oberen Prozesse**› werden durch das direkte Eingreifen des Ich, des Astralleibes veranlasst, sie prägen die lebendigen Prozesse. Zu ihnen werden alle diejenigen Abläufe gezählt, die katabolen, abbauenden Charakter haben. Alle ‹wahrnehmenden› Funktionen gehören hierher: die Höhe des Blutzuckers muss kontrolliert und geregelt werden, der Säuregrad des Blutes, der Dehnungszustand des Herzens bei der Füllung wird im Organismus überwacht. Im ausgereiften Organismus treten die ‹oberen Prozesse› als Potentialerniedrigung eines Nerven, als der Beginn einer Drüsensekretion oder einer Muskelbewegung in Erscheinung. Auch das Verbrennen einer energiereichen Substanz im Stoffwechsel gehört physiologisch zur Tätigkeit des ‹oberen Menschen›. In Tab. 1 sind die Prozesse des ‹oberen und unteren Menschen› hinweisend beschrieben.

Prozesse des Ätherleibes	
Der ‹obere Mensch›	Der ‹untere Mensch›
Während der Organentwicklung	
Die kosmische Seele und die Ich-Organisation führen den Ätherleib zur Formung der Organe bis zur Funktionsreife Gestaltung der zellulären und extrazellulären Organanteile Kontrolle des Zusammenfügens von Soma, Gefäßen, Bindegewebe und Nervenanteilen Apoptose	Die kosmische Seele und die Ich-Organisation führen den Ätherleib zum Wachstum bis zur Funktionsreife Aufbau der Potentiale für die Differenzierung der Organanlagen und der extrazellulären Matrix Aufbau der Bewegungskraft zum Zusammenfügen von Soma, Bindegewebe und Nerven
Während der Organbenutzung	
Wahrnehmung und Steuerung der inneren Prozesse auf allen Ebenen: Im NSS: Abbau der Nerven-Potentiale, dabei Tendenz zur Verhärtung, Mineralisation. Salzbildung Im RhS: Induktion der katabolen Anteile der Rhythmen, Dominanz im Einatmen, Beschleunigung d. rhythmischen Abläufe Im SGS: Abbau der fremden Nahrungs-Substanzen, Verbrennungsvorgänge Abbauprozesse im Heilungsvorgang	Um- und Aufbauvorgänge, die zukünftige Leistungen ermöglichen Im NSS: Aufbau der Nervenpotentiale, des Nervenstoffwechsels Im RhS: Induktion der anabolen Teile der Rhythmen, Dominanz im Ausatmen. Verlangsamung der rhythmischen Abläufe Im SGS: Aufbau der Eigensubstanz als allgemeines Potential und als Organ-spezifische Leistung. Auflösung von «alten» Eigengeweben Aufbauprozesse im Heilungsvorgang
Einige weitere Namen und Funktionen	
Arsenisieren Keilform-bilden Verhärten, Verkalken von Geweben Mineralisieren Differenzieren, Steuern Plastizierende Kraft Organisch eigensinnig werden Substanzen ponderabel benutzen	Albuminisieren Aufweichen, Erweichen Auflösen von Eigengeweben Verstäuben Zusammenwerfen, Chaotisieren Plastische Kraft Organisch selbstlos werden Substanzen originär neu bilden

Tabelle 1

Während der Embryonalzeit werden alle Differenzierungsschritte durch die oberen Prozesse angestoßen. Die ‹oberen› Prozesse starten und begrenzen neue Entwicklungsschritte, sie lenken das Wachstum in neue Richtungen, sie formen aus den Anlagen schrittweise die Funktionsgestalt der Organe. Sie treiben durch selektive Wachstumshemmungen (Apoptose), durch Aussonderung von Botenstoffen und durch die Induktion einer Wachstumsbewegung die Entwicklung voran.

In den Vorträgen treten der ‹obere› und ‹untere Mensch› unter sehr verschiedenen Namen auf. Im ersten Ärztekurs heißt es: «*Nur dann versteht man die* ***Polarität*** *im Menschen selbst, wenn man weiß, … dass der Mensch eigentlich ein solches* ***dual*** *gebautes Wesen ist, das von Seiten seines* ***Oberen*** *wahrnimmt sein* ***Unteres.*** *[…] Solange Sie nicht unterscheiden zwischen diesem Oberen und Unteren, das durch das Herz vermittelt wird, werden Sie den Menschen nicht verstehen können, denn es ist ein Grundunterschied zwischen alle dem, was in der unteren Organisationstätigkeit des Menschen vorgeht, und dem, was in der oberen Organisationstätigkeit vorgeht*» (GA 312, 22.3.1920). Steiner wählt für das Überwiegen des ‹oberen Menschen› zunächst das Wort ‹***neurasthenisch***›, den polaren Zustand nennt er ‹***hysterisch***›. Diese Nomenklatur wird in späteren Vorträgen nicht wieder verwendet – beide Worte werden zu stark mit psychopathologischen Vorstellungen und nicht mit der lebendigen Prozessebene assoziiert. Die Kraftzentren werden später **der ‹obere Mensch› und der ‹untere Mensch› genannt. Die Beschreibung weist auf die Prozessordnung im Ätherleib hin.** Die Namen ‹oberer› und ‹unterer Mensch› geben leicht Anlass zu falschen räumlichen Zuordnungen. Beide Kräfte sind gleichzeitig oben im Kopf und unten im Stoffwechsel gemeinsam tätig. Die Qualität der jeweiligen Tätigkeit und nicht der Ort ist entscheidend. Im Heileurythmie-Kurs heißt es: «*Wenn man die Eurythmie zu Heilzwecken anwendet, [muss] man dann mehr sehen auf die Kräfte, die vorhanden sind im* ***oberen Menschen,*** *die nach einer Weitung gehen, und die Kräfte, die im* ***unteren*** *Menschen vorhanden sind, die mehr nach dem Linienhaften hintendieren*» (GA 315, 14.4.1921). (An dieser Stelle wird auf die embryonalen Wachstumsgesten in Schädel und Gliedmaßen hingeschaut.)

Beide Pole wirken in jeder Funktion zusammen. In allen direkt beobachtbaren rhythmischen Funktionen ist die Doppelheit des ‹unteren und oberen Menschen› unmittelbar anschaubar: Beim Herzschlag dominiert in der Systole der ‹**obere**›, in der Diastole der ‹**untere Mensch**›. Die Funktion erscheint als Ergebnis zwischen einer energieverbrauchenden Anspannungsphase und der aufbauenden Erholungsphase. Die Einatmung wird durch die ‹oberen›, die Ausatmung durch die ‹unteren› Funktionen ermöglicht. Das geordnete Nacheinander- und Miteinander-Wirken der beiden Pole kann in allen lebenden Prozessen, die immer rhythmisch ablaufen, unterschieden werden. Die rhythmische Funktion wird vor allem im «mittleren Menschen» unmittelbar erlebt. Der Rhythmus in der Nervenfunktion offenbart sich in dem Wechsel von Depolarisation (‹oberer Mensch›) und Repolarisation (‹unterer Mensch›). In der Stoffwechseltätigkeit ist der ‹obere Mensch› im Abbau der fremden Nahrungssubstanzen, in dem Impuls des Ausscheidens von Exkreten und Sekreten und im Verbrennen von energiereichen Substanzen als energetische Grundlage der Bewegung zu entdecken. Der ‹untere› Mensch baut dagegen die Eigensubstanzen, die Drüsensekrete und auch die energiereichen Substanzen wieder auf. Immer aber treten die beiden Prozesse rhythmisch geordnet in Wechselwirkung auf. Eine Seite kann vorübergehend dominieren, der Organismus wird aber so rasch wie möglich den Gegenprozess aufrufen. Die Fähigkeit zum rhythmischen Ausgleich der polaren Tendenzen wird in der Chronomedizin die ‹endogene Regulation› genannt. Ist diese stark ausgeprägt, kann auf einen stark abbauenden, ermüdenden Reiz mit einer vollständigen Erholung reagiert werden. Bei extremer Dominanz einer der beiden Prozessseiten reicht die kurzfristige Adaptationsfähigkeit des Organismus nicht aus. Dies führt zu vorübergehenden Überlastungen des Systems, die sich in Krankheiten äußern. Bei der Heilung wird vom Organismus angestrebt, einen höheren Adaptationsgrad neu zu erreichen. Erst eine dauernde Vereinseitigung einer der beiden Kräfte führt letztlich zum Sterben.

Unter dem Gesichtspunkt der **Dreigliederung** beschreibt Steiner den Zusammenhang zwischen dem gegliederten Leib und den drei Seelenprozessen von Denken, Fühlen und Wollen. Die Ebene der **lebendigen Prozesse des Ätherleibes** ist qualitativ zwischen dem gewordenen Leib und den Seelenäußerungen aufzusuchen. Alle lebendigen Prozesse folgen einem Zeitprozess mit Anfang und Ende, sie sind auf ein Ziel gerichtet. Sie bestehen aus aktivierenden und inhibierenden Impulsen, die rhythmisch geordnet auftreten. Sie rufen im Ablauf ihre eigenen Gegenprozesse hervor und schwingen rhythmisch zwischen einer anabolen und einer katabolen Phase. Im 2. Medizinerkurs (GA 313), der parallel zum Heileurythmie-Kurs (GA 315) gehalten wurde, wird die polare Ordnung des ‹oberen und unteren Menschen› in allen Vorträgen geschildert. Die wechselnden Namen, die Steiner wählt, sind von den Funktionen, die untersucht werden, abhängig. So heißen die beiden Kräfte auch die «**differenzierenden und synthetisierenden Kräfte**» (GA 313, 11.4.1921), die «**arsenisierenden und albuminisierenden Kräfte**» (GA 319, S. 31, 28.8.1923), die «**auf- und abbauenden Kräfte**», die «**gestaltenden und auflösenden Kräfte**», um nur einige zu nennen. Dasselbe Thema durchzieht auch den Heileurythmie-Kurs. Im ersten Vortrag taucht die Polarität von «**hinteren (oberen)**» (Gehirn, Ohr) und «**vorderen (unteren) Organen**» (Kehlkopf, Schilddrüse) auf. Die Reihen dieser jeweils polar beschriebenen Organe werden im Ärztekurs vervollständigt: der obere hintere Mensch besteht aus der Prozessordnung von Gehirn, Lunge und Leber, der untere und vordere Mensch besteht aus Uterus, Herz, Kehlkopf. Dabei wird weniger auf die anatomischen Organe als vielmehr auf die Prozesse geschaut, die durch diese Organe charakterisiert werden. Diese auf- und abbauenden Prozesse bilden zusammen ein *«Ineinanderpassen eines nach vorne und eines nach rückwärts strebenden Systems*, [das] *sehr leicht aus den Fugen kommen kann»* (GA 315, 12.4.1921). Im 6. Heileurythmie-Vortrag wird gesagt, dass Organe organisch ***«zu selbstlos»*** oder ***«zu eigensinnig»*** sein könnten, sie hätten dann die Tendenz, einerseits zu ***«zerfließen»*** oder zu stark eine ***«Keilform»*** zu bilden. Das Wort «selbstlos» oder «eigensinnig» beschreibt hier, ebenso wie im 1. Vortrag des Ärztekurses (GA 313, 11.4.1921) nicht eine seelische Eigenschaft, sondern weist auf die Qualität eines lebendigen Prozesses hin: er neigt zum Verhärten, er grenzt sich von der Umgebung deutlich ab. Es wird darauf geschaut, dass die ‹oberen Kräfte› einerseits strukturieren, andererseits eine Verhärtung oder sogar eine Verkalkung bewirken, wenn sie auf vorhandene Gewebe treffen. Die ‹unteren Kräfte› bauen neue Strukturen auf. Sie wirken aber auch auflösend, zerfließend, wenn sie sich intensiv auf vorhandene Gewebe oder Organe richten.

Diese ‹oberen› und ‹unteren› Kräfte können durch die **vokalische** und **konsonantische Heileurythmie** direkt beeinflusst werden. Die rhythmisch-lebendigen Kräfte werden neu geordnet. Der gesamte Heileurythmie-Kurs ist nach dem Prinzip der sich gegenseitig bedingenden Polaritäten komponiert.

Die Polarität des ‹oberen und unteren Menschen› wird bei Steiner verkürzt auch «**Kopf-, Nerven-Sinnesprozesse**» einerseits und «**Stoffwechselkräfte**» andererseits genannt. Zwischen diesen Polen ordnet er dann einerseits die **Atmungsorganisation**, andererseits die **Zirkulationsorganisation** als vermittelnde Systeme ein. So wird auch im Vortrag «Der unsichtbare Mensch in uns» (GA 221, 11.2.1923) das Zusammenwirken der «direkten» und «indirekten Prozesse» im Ätherleib vierfach gegliedert. In dieser Viergliederung spiegeln sich die vier Wesensglieder. Diese vierfache Prozess-Ordnung wird auch im Stuttgarter Heileurythmie-Vortrag (GA 315, 28.10.1922) als Basis der Betrachtung gewählt. Hier wird auch die Hoffnung ausgesprochen: *«Diese beiden Dynamiken* [des ‹oberen› und ‹unteren› Menschen], *der plastizierend, differenzierend ist, und des ‹unteren Menschen›, der ausstrahlt und mit den Substanzkräften korreliert ist], die müssen durchaus gegenseitig reguliert werden, und man kann hoffen, dass sich Heileurythmiker ausbilden, welche [... hierfür] ein feines Gefühl entwickeln werden.»* Die «Heileurythmiker» sollen aus der Kenntnis der polaren Prozessordnung ein *«feines Gefühl»* entwickeln, um therapeutisch wirksam zu werden.

Die Polarität der wirksamen Kräfte kann zu einer Siebengliederung erweitert werden, um die Metamorphoseschritte zwischen den Polen als **Lebensprozesse**, als **Lebensstufen, Lebensbewegungen** etc. (Laue 2000) zu differenzieren.

Auf die Wichtigkeit der polaren Kraftzentren im Ätherleib macht auch Müller-Wiedemann aufmerksam: *«Dazu gehört auch die grundsätzliche Erkenntnis, dass die Wesensglieder im ‹oberen› und ‹unteren Menschen› in verschiedener Weise zusammen wirken; dadurch wird eine Polarität konstituiert, deren Erkenntnis für den Arzt ebenso wichtig ist wie für den Heilpädagogen und den Heileurythmisten. Im Heilpädagogischen Kurs* ***ist diese Polarität*** *Gegenstand der Unterweisungen R. Steiners.»* Die polare Ordnung des Ätherleibes, des ‹oberen und unteren Menschen› ist nicht nur im Heilpädagogischen Kurs, sondern in allen Ärztekursen (GA 312, 313, 314, 316, 319) und auch im Heileurythmie-Kurs (GA 315) «*Gegenstand der Unterweisung*». Auch TORRIANI (2006) baut seine Arbeit zur Konstitution des Menschen auf dieser Polarität auf.

In der vorliegenden Arbeit wird versucht, die polaren Ordnungen der lebendigen Prozesse so zu beschreiben, dass eine «Physiologie der Eurythmie» anfänglich anschaubar wird und ein Zugang zu verstehbaren Indikationen entsteht. Auf den Zusammenhang der «menschlichen Bildungstendenzen» mit der Heileurythmie wird von Steiner mehrfach hingewiesen: «*So können Sie schon sehen, wie zwischen dem, was eurythmisch vorliegt, und den menschlichen Bildungstendenzen ein innerer Zusammenhang ist*» (GA 315, 14.4.1921). An anderer Stelle wird ausgeführt: «*Diese Heileurythmie wirkt also dadurch, dass jener Prozess, der im normalen Menschenleben dadurch zustande kommt, dass ich gehe, laufe etc. – wobei immer im Gefolge sind innere Prozesse, die mit den* ***Abbau- und Aufbauprozessen*** *des menschlichen Organismus zusammenhängen –, dass dieser Prozess […] zurückwirkt auf die inneren Organe. Es gibt dafür strenge Regeln. So kann ich also den Menschen ein heileurythmisches Gebärdensystem ausführen lassen, das so auf den Organismus zurückwirkt, dass z.B.* ***Abbau****prozesse, die sich nicht abspielen wollen, sich in der richtigen Weise abspielen müssen; oder dass durch ein anderes heileurythmisches System zu stark vor sich gehenden Abbauprozessen entsprechend entgegengewirkt wird*» (GA 319, 16.11.1923). Die Heileurythmie soll «strengen Regeln» folgen. Sie soll auf die Auf- und Abbauprozesse des lebendigen Leibes einwirken. Das Ziel der Heileurythmie ist: «*Also dies ist etwas, was tatsächlich viel Leben hineinbringt in diesen menschlichen Ätherleib, und zwar eben gerade nach den Richtungen* [die heileurythmische Behandlung mit Vokal- und Konsonantenübungen], *die wir hervorgehoben haben. Und darauf ist es ja bei diesen […] Übungen besonders abzusehen, dass Bewegung in den menschlichen Ätherleib hineingebracht werde, dass also tatsächlich die ätherische Tätigkeit des menschlichen Organismus in eine innerlich geregelte Bewegung* [zwischen Auf- und Abbauprozessen] *hineingebracht wird*» (GA 315, 15.4.1921).

3. Die polare Wirkung von Konsonanten und Vokalen

3.1 Die Schilderung der polaren Wirkung im Heileurythmie-Kurs

Der erste Hinweis auf die unterschiedliche Wirkung von Vokalen und Konsonanten in der Heileurythmie taucht schon im 2. Vortrag (GA 315, 13.4.1921) auf: Durch das vokalische Eurythmisieren könne man chronische Kopfschmerzen und Migräne therapieren. (Es wird noch kein spezieller Vokal genannt, die Migräne-B-Übung wird erst später beschrieben.) Auch können Kinder, die zu verschlafen sind, hierdurch geweckt werden. Die vokalischen Übungen sollen also den Wachimpuls verstärken, sie drängen den überschießenden Stoffwechsel, der sich in der Migräne zeigt, zurück.

Der nächste Verweis darauf, dass Vokale als kosmische Kräfte unterschiedlich auf die embryologische Formung einwirken, ist im 3. Vortrag (GA 315, 14.4.1921) angedeutet: Der Vokal O wirkt als Formimpuls auf die notwendige Weitung des Kopfes, die von der Ordnung des Gehirnwachstums abhängt. Der Vokal E ermöglicht das Kreuzen der Nervenbahnen. Beide Gestaltungsimpulse hängen mit der Entwicklung des Nervensystems innig zusammen. Die Formimpulse, die durch die anderen Vokale induziert werden, sind nicht genannt.

Im vierten Vortrag wird dann die Indikation der Konsonanten dargestellt. Sie wirken alle auf den Stoffwechsel und verstärken die Aufbaukräfte (GA 315, 17.4.1921).

Die erste systematische Unterscheidung der Wirkung von konsonantischen und vokalischen Übungen erfolgt im 6. Vortrag (GA 315, 17.4.1921): das eurythmische Konsonantieren wirke dem seelischen und organischen *«Eigensinnig-Werden»* entgegen. Das «Eigensinnig-Werden» zeigt sich in der Dominanz der verhärtenden Kräfte, die zuletzt zu einer Kristallbildung führen. Parallel dazu sei ein Verlust der *«plastischen Kraft»* des ‹unteren Menschen› zu beobachten. Diese Einseitigkeit führe zu einer pathologischen Verfestigung, zu «Keilformen» der Organe. **Die konsonantische Heileurythmie wirkt durch die Verstärkung der unteren Kräfte** dieser Krankheitstendenz entgegen. Im Ärztekurs wird als Beispiel für diese Vereinseitigung die Lungentuberkulose (GA 313, 16.4.1921) genannt. Hier sei die Lunge zu weit kopfartig verändert. Später (GA 313, 18.4.1921) wird die Basedow-Krankheit mit derselben Konstellation (an einem anderen Ort des Organismus) beschrieben: wieder wird ein Organ zu sehr von den ‹oberen Kräften› geprägt. In der Autonomie der Schilddrüsenknoten zeigt sich deutlich die «Eigensinnigkeit». Im Ärztekurs wird an dieser Stelle erstmals auf die konsonantische Heileurythmie verwiesen.

Die polare Tendenz zeigt sich, wenn Menschen organisch *«krankhaft selbstlos sind»*, ihre Organe zerfließen. Später heißt es: *«... dass man durch die vokalisierende Eurythmie dazu kommt, ... den Menschen organisch zu sich selbst»* zu bringen. Die **vokalische Heileurythmie wirkt gesundend bei einer Dominanz des ‹unteren Menschen›**, weil die ‹oberen Kräfte› verstärkt werden. Dies sei besonders wichtig bei Menschen, die tagsüber verschlafen bleiben, bei ihnen muss die Verfestigung, die Formung und Konsolidierung durch vokalische Übungen verstärkt werden. Im Ärztekurs wird als ein korrespondierendes Beispiel der Durchfall (15.4.1921) beschrieben. Medikamentös soll dieser durch Arsen behandelt werden. Dieses Gift verstärkt unmittelbar die Kräfte des oberen Menschen.

Im Heileurythmie-Kurs weist der imaginative Ausdruck ***«Keilform»*** auf die Dominanz des ‹oberen Menschen›, polar entsteht die Gefahr des ***«Ausfließens der Organe»*** durch das Überwiegen des ‹unteren Menschen›.

Diese Regel wird bis zum letzten Vortrag des Kurses 1921 beibehalten, sie gewinnt durch die Übungen, in denen Vokale und Konsonanten zu einem neuen therapeutischen «Wort» vereinigt werden, einen höheren Grad an Wirklichkeit. In der Therapie wird das Zusammenklingen von vokalischer und konsonantischer Heileurythmie fast immer benötigt, weil selbst in den extremsten Krankheiten der ‹obere oder der untere Mensch› nie völlig isoliert wirken. Das heileurythmisch geübte «Wort» greift in den ‹oberen und unteren Menschen› ein und wirkt im Sinne der endogenen Regulation heilend.

Das seelische Korrelat zu der physiologischen Einseitigkeit des ‹oberen Menschen› ist das Denken. Andererseits wird das Wollen mit dem «Chaos der Gewebeflüssigkeiten», mit dem ‹unteren Menschen› zusammengebracht.

3.2 Erste Zusammenfassung

Die konsonantische Heileurythmie wirkt gesundend bei einer Dominanz des ‹oberen Menschen›:

- wenn Menschen zu wach sind, wenn dadurch Schlafstörungen entstehen,
- wenn Organe in ihrer Form zu stark kopfartig, «keilförmig» werden,
- wenn ihre Prozesse «autonom» werden und sich gegenüber der Gesamtordnung verselbständigen und nur noch taktartig reagieren,
- wenn Funktionen sich in in einzelnen Organen zu stark verhärten, sklerotisieren,
- wenn die körpereigene Substanz nicht genügend aufgebaut werden kann.

Die vokalische Heileurythmie wirkt gesundend bei einer Dominanz des ‹unteren Menschen›:

- wenn Menschen tagsüber zu stark «träumen» und dadurch ungeschickt sind,
- wenn Organe oder Prozesse sich nicht genügend gegeneinander abgrenzen,
- wenn Prozesse auftreten, deren Zeitordnung ungeregelt ist,
- wenn Funktionen in einzelnen Organen pathologisch auflösend wirken und das Organ durch chronische Entzündungsprozesse zerstört wird,
- wenn die Nahrung nicht vollständig verwandelt werden kann und fremd bleibt.

Im Heileurythmie-Kurs wird also die Wirkung der konsonantischen Heileurythmie mit der Verstärkung des unteren Menschen, die der vokalischen Heileurythmie mit einer Verstärkung des oberen Menschen korreliert.

Die erste Beschreibung nach dem Heileurythmie-Kurs bezieht sich nur auf **das Sprechen** von Vokalen und Konsonanten: «*Die Vokale geben uns [in der Sprache] die Substanz, den Stoff. Die Konsonanten plastizieren dasjenige, was die Vokale als Substanz geben*» (GA 305, 17.8.1922).Wenn Sprache und Eurythmie als polare Prozesse verstanden werden, kann dieser Hinweis noch in dem bisher beschriebenen Sinne verstanden werden. Denn im 2. Heileurythmie-Vortrag (GA 315, 13.4.1921) wird empfohlen, Störungen der konsonantischen Aussprache durch heileurythmische Vokalübungen zu therapieren.

3.3 Die Wirkung von Konsonanten und Vokalen wird in anderen Vorträgen Rudolf Steiners entgegengesetzt beschrieben

In den späteren Äußerungen wird die heileurythmische Wirkung von Vokalen und Konsonanten zunächst umgekehrt dargestellt. In dem Stuttgarter Heileurythmie-Vortrag (GA 315, 28.10.1922), der eineinhalb Jahre nach dem Kurs gehalten wird, wird die Polarität des Ätherleibes ausführlich dargestellt. Die Kräfte des ‹oberen Menschen› werden hier ***«plastizierende»*** und *«zentripetal»* ausstrahlende Kräfte genannt (das Wort «**plastische** Kräfte» weist dagegen meistens auf die unteren Kräfte, die das Wachstum fördern). Ihre Dominanz zeigt sich z.B. in der Einatmung, polar dazu seien die Kräfte des ‹unteren Menschen›, die in der Ausatmung dominieren. Diese werden auch mit Substanzvorgängen in Verbindung gebracht. Die von unten wirkenden «Ausatmungskräfte» werden durch die vokalische Heileurythmie verstärkt, die *«plastizierenden Einatmungskräfte»* dagegen durch die konsonantische Heileurythmie. Diese Aussage ist entgegengesetzt zu derjenigen, die im eigentlichen Heileurythmie-Kurs gemacht worden ist.

In einer Notizbuch-Eintragung (GA 277, S.315, Notizbuch 18.2.1923) taucht das neue polare Schema auch auf.

«Eurythmie
Wahrnehmen = Konsonantisch
Wollen = vokalisch»

Das Wahrnehmen wirkt in derselben Weise wie die konsonantische Eurythmie, dies entspricht dem ‹oberen Menschen›. Das Wollen korreliert jetzt mit der Vokalwirkung und ist dem ‹unteren Menschen› zuzuordnen.

Diese neue Ordnung wird in weiteren Vorträgen betont: Die vokalisierenden Bewegungen verstärken die albuminisierenden Kräfte. *«Während durch die konsonantierenden Kräfte vielfach die antimonisierenden Kräfte unterstützt werden»* (GA 319, S. 31, 28.8.1923). Das Wirken der ‹unteren› = albuminisierenden und der ‹oberen› = antimonisierenden Kräfte ist hier, parallel zu dem Notizbucheintrag, aber entgegengesetzt zum Heileurythmie-Kurs geschildert.

Dieselbe Wirkrichtung klingt auch in der therapeutischen Empfehlung an: *«... wenn es sich um eine Sklerose handelt, wird man vorzugsweise eine vokalische Heileurythmie anwenden müssen. ... Bei Entzündungsprozessen muss es sich um Konsonantierungen, namentlich um L, M, S und solche Laute handeln»* (GA 314, S. 191, 1.1.1924). Die Dominanz der Verhärtung soll vokalisch aufgelöst werden. Bei allen Entzündungen überwiegt das Untere und soll durch die von oben wirkenden Konsonanten therapiert werden.

Auch im Heilpädagogischen Kurs werden die Konsonanten benutzt, um die **arsenisierenden** Kräfte zu verstärken. Dieses Arsenisieren ist mit dem abbauenden Eingreifen des Tages-Astralleibes identisch. Das Kind soll konsonantische Heileurythmie (R, L, M, N) machen, die Wirkung kann durch Arsen verstärkt werden (GA 317, 1.7.1924). Später wird bei einem kleptomanen Kind eine vokalische Heileurythmie mit den Beinen empfohlen, weil diese *«aus dem Willen das Intellektuelle heraus treibt und das Bemühen, das in den Vokalen liegt, in den Willen hinein treibt»* (GA 317, 4.7.1924). Ebenso wird ein Kind mit «Gedächtnisschwund», bei dem *‹die obere **in** der unteren Organisation›* nicht wirksam genug ist, durch L, M, S und U therapiert (GA 317, 6.7.1924). Wieder verstärkt die konsonantische Heileurythmie die abbauenden Kräfte des ‹oberen Menschen›. Allerdings wird ein Junge, bei dem der *«Einatmungsprozess den Ausatmungsprozess überwiegt»* (bei dem also der ‹obere Mensch› zu stark wirkt), durch das M zu einer besseren Ausatmung (‹unterer Mensch›) gebracht (GA 317, 1.7.1924).

In anderen späten Vorträgen wird die Wirksamkeit von Konsonanten und Vokalen wieder im Sinne der Erstbeschreibung dargestellt: im Jungmediziner-Kurs (GA 316, 9.1.1924) wird ausgeführt, dass die **konsonantische Heileurythmie den Mondenkräften entspreche.** Diese lassen *«aus der Erde»* herauf die Röhrenknochen von innen und unten wachsen. Hier seien plastische Aufbaukräfte, geheime aufbauende Bildhauer am Werk. Die **vokalische Heileurythmie entspreche polar dazu den Saturnkräften.** Diese gestalten die Schädeldecke von oben und außen. Anschaulich seien diese saturnartigen Kräfte, die von außen wirken, beim Schneiden der Nägel zu beobachten. [Diese Angabe über das Wirken der Mondenkräfte ist polar zu derselben im Heileurythmie-Kurs. Im 3. Vortrag (GA 315, 14.4.1921) wird die Mondenwirksamkeit so beschrieben, dass der Mond die «Weitung» des Kopfes bewirkt.]

In einem anderen Ärzte-Vortrag (GA 314, S. 208, 2.1.1924) taucht wieder die zuerst genannte Zuordnung auf: **Vokalische Heileurythmie** soll bei einem Patient mit Schlafstörungen und automatisierten Gedankenabläufen gemacht werden. Bei diesen Symptomen sei der Wille zu sehr im Kopf gefangen und müsse in die Glieder zurückgeführt werden. Es soll also der wollende untere Mensch durch die Verstärkung der oberen Kräfte (durch die vokalische Heileurythmie) wieder auf sein gesundes Maß zurückgedrängt werden.

In der letzten Erwähnung der polaren Wirkung von Vokal und Konsonant wird die vokalische Heileurythmie empfohlen, wenn Salze oder Kohlehydrate der Nahrung zu stark ihre fremde, äußere Gestalttendenz beibehalten. Die ‹oberen Kräfte› sind nicht stark genug, um die Fremdheit zu überwinden. Die Folge davon ist, dass die Nahrungssubstanzen nicht genügend verinnerlicht werden können (GA 316, S. 133, 9.1.1924). Auch an dieser Stelle ist die Darstellung wieder konkordant mit dem Heileurythmie-Kurs: **Vokalische Heileurythmie verstärkt die Kräfte des ‹oberen Menschen›.**

Im Buch «Grundlegendes zur Erweiterung der Heilkunst» (GA 27) wird zwar ein eigenes Kapitel der Heileurythmie gewidmet, die Wirkung nach Vokalen oder Konsonanten aber nicht unterschieden.

3.4 Die Beschreibung der polaren Wirkung in der nachfolgenden Literatur

In der Literatur über Heileurythmie taucht das Problem, dass die Wirkung der vokalischen und konsonantischen Heileurythmie unterschiedlich dargestellt ist, am deutlichsten bei STEINKE (1998) auf. In ihrem «Lesebuch Heileurythmie» ringt die Autorin mit dieser gegensätzlichen Darstellung. Sie schreibt: *«Vertieft man sich in eine solche Aufzählung [der Wirkung der vokalischen und konsonantischen Heileurythmie], so treten einem die vordergründigen Widersprüche [...] sofort ins Auge.»* Sie thematisiert ausführlich das «Albuminisieren» als Funktion des «unteren Menschen», beschreibt dann in diesem Vorgang das «Verdichten, Verselbsten» (das eine Funktion des «oberen Menschen» ist) als Wirkung der Vokale. Sie kommt zu keiner befriedigenden Lösung dieses Widerspruches.

HÖLLER (1996) beschreibt die Wirkung der Vokale und Konsonanten in der Art, die dem Heileurythmie-Kurs zugrunde liegt, allerdings ohne das Problem der unterschiedlichen Darstellung klar zu benennen. Ähnlich beschreibt auch JENARO (1999): *«Sie [die Vokale] veranlassen eine Verdichtung der Aura und wirken inkarnierend (verselbstend) auf den Menschen.»* In den frühen Büchern von KIRCHNER-BOCKHOLT («Grundelemente der Heileurythmie» 1962) und BORT («Heileurythmie mit seelenpflege-bedürftigen Kindern» 1958) wird die Frage nicht aufgeworfen.

3.5 Versuche zur Auflösung des Widerspruches

Zusammenfassend kann gesagt werden: In den Vorträgen des Heileurythmie-Kurses 1921 wird dargestellt, dass die vokalische Heileurythmie die «Keilform-bildenden» ‹oberen Kräfte› verstärkt, die konsonantische Heileurythmie fördert den Aufbau und die darin liegende auflösende Tendenz. In den Ärztevorträgen bis Januar 1924 und im Heilpädagogischen Kurs wird die Darstellung umgedreht, die vokalische Heileurythmie verstärkt jetzt die ‹unteren› «albuminisierenden Kräfte». Erst in den letzten Vorträgen wird wieder der ursprünglich genannte Zusammenhang hergestellt: **Vokalische Heileurythmie verstärkt die ‹oberen**

Kräfte› des Menschen, die für den Abbau der fremden Nahrungskräfte benötigt werden. Die konsonantische Heileurythmie verstärkt die ‹unteren Kräfte›, die den Aufbau bewirken.

Das beschriebene Problem der unterschiedlich angegebenen Wirkrichtung der vokalischen und konsonantischen Heileurythmie wird auch dadurch zusätzlich verwirrt, weil Steiner immer wieder das ‹Rhythmische System› als den Ort beschreibt, an dem die Vokale wirken. «*Die Vokale im Eurythmischen wirken [...] unmittelbar auf den rhythmischen Organismus. Bei den konsonantischen eurythmischen Bewegungen [... wird] auch auf den rhythmischen Organismus gewirkt, jedoch auf dem* ***Umweg durch den Gliedmaßen-Stoffwechsel-Organismus***» (GA 315, 15.4.1921). Zwei Tage vorher hatte Steiner den Ärzten ausführlich dargestellt, dass sich im mittleren, rhythmischen Menschen immer **nur** die «***Wirkungen des unteren Menschen, die Wirkungen des oberen Menschen abspielen***» (GA 313, 13.4.1921). Die in dem Zitat gemachte Aussage muss also sinngemäß ergänzt werden: «*Die Vokale im Eurythmischen wirken [**vom Nerven-Sinnessystem** aus] unmittelbar auf den rhythmischen Organismus.*»

Für die widersprüchlichen Darstellungen ist noch keine ausreichende Lösung gefunden worden. Eine Möglichkeit der Klärung wäre, wenn Steiner verschiedene **Phasen der Therapie** unterschiedlich behandelt wissen wollte. Die Notwendigkeit entgegengesetzter Strategien im Verlauf einer Krankheit kann beispielhaft bei der Fiebertherapie beschrieben werden: Während des Fieberanstieg friert der Patient im Schüttelfrost. Er braucht Hilfe zum Erwärmen durch zusätzliche Decken und Wärmflaschen. Nach Erreichen des Fiebergipfels sind die entgegengesetzten therapeutischen Maßnahmen erforderlich: Die wärmenden Decken werden entfernt und kühlende Wickel angewendet. Im Ärztekurs wird ausführlich betont, dass in jeder Therapie mit der direkten Einwirkung des Therapeutikums und mit der polaren Reaktion des Organismus gerechnet werden muss. Ob das Prinzip des polaren Therapieansatzes zur Lösung des oben genannten Widerspruches ausreichend ist, muss offen bleiben.

Ein anderer Gesichtspunkt zur Lösung des beschriebenen Widerspruches wäre, wenn die Therapie durch **Heileurythmie bei Kindern**

und bei Erwachsenen polar durchgeführt werden müsste. Bei Kindern sind die Seele und das Ich noch aus dem Umkreis wirksam und nicht im Leibe inkarniert. Der nächste Schritt der Ich-Inkarnation wird im parallelen Ärztekurs (GA 313, 14.4.1921) so charakterisiert: Das unbewusste Ich lebt im Umkreis des Leibes bis um das 9. Lebensjahr. Ab diesem Zeitpunkt wird *«dieses Ich auch nach innen* [in den Stoffwechsel] *hinein geboren»*. Diese *«Geburt nach innen»* ist eine wesentliche Voraussetzung dafür, dass das Ich dann im letzten Schritt ins *«Exoterische»* treten kann: die Mündigkeit wird erreicht. Diese drei prinzipiell unterschiedlichen Wirkphasen derselben Ich-Organisation könnten auch die unterschiedlichen Angaben zur Wirkung der Heileurythmie erklären. Allerdings gibt es für diesen Gedanken keine textliche Grundlage. Im Gegenteil, an mehreren Stellen werden Kinder und Erwachsene mit derselben Krankheit und derselben Therapie erwähnt (z.B. bei der I-Übung im 2. Vortrag).

Noch ist von allen befragten Heileurythmisten und Ärzten keine befriedigende Erklärung gefunden worden. Um aber zu einer – vielleicht später zu korrigierenden Aussage – zu kommen, wird im Folgenden die zuerst im Heileurythmie-Kurs aufgetretene Ordnung weiter benutzt. Diese Entscheidung wird dadurch erleichtert, dass dieselbe Systematik, die zu diesem Thema eine Aussage macht, in den letzten Vorträgen wieder bestätigt wird.

3.6 Zweite Zusammenfassung

Die *konsonantische Heileurythmie* verstärkt die ‹unteren, aufbauenden Prozesse› im Menschen.

Die *vokalische Heileurythmie* unterstützt die Tätigkeit der ‹oberen, abbauenden und formenden Kräfte› im ganzen Organismus.

4. Die drei Elemente der eurythmischen Bewegung

4.1 Die erste Beschreibung von ‹Bewegung›, ‹Gefühl› und ‹Charakter› bei Rudolf Steiner am 4.8.1922

Die Eurythmie begann in ihren ersten Anfängen 1911: die Mutter von Lory Maier-Smits fragte nach einem Bewegungsberuf für ihre Tochter. Innerhalb der nächsten Jahre entwickelte sich aus der Anthroposophie die Eurythmie als neue Bewegungskunst. Sie trat in kleinen und großen Aufführungen als Laut- und Ton-Eurythmie in Erscheinung. Beide Bereiche wurden zunächst rein aus dem künstlerischen Tun aufgebaut. Erst elf Jahre später werden in einem Vortrag (GA 279, 4.8.1922) die **künstlerischen Mittel** im Vergleich mit den Mitteln der anderen Künste in Ideenform dargestellt. Die Grundelemente der Bildhauerkunst seien die gespannten, gestalteten Formflächen im Raum, die der Malerei seien Farbe, Helligkeit und Formen in der Fläche des Malgrundes. So habe jede Kunst ihre eigenen Mittel, mit denen sie gestalten kann, in denen sie sich verwirklicht. Daran anschließend werden die Grundelemente der Eurythmie dargestellt: *«Die **Bewegung** der menschlichen Glieder, namentlich der Arme und Hände, aber auch andeutungsweise überall die Bewegung des ganzen menschlichen Körpers [ist] zunächst ein Ausdrucksmittel für die Eurythmie als Kunst. Die ‹Bewegung›* selber also, das ist dasjenige, um was es sich zunächst handelt. [...] Nun wird aber diese Bewegung erst seelenvoll wirken, wenn der Eurythmisierende außerdem das ‹**Gefühl**› hat, dass er mit seiner Bewegung diese ‹Bewegung› selber so empfindet, als ob er etwa hier oben eine fühlbare Luft hätte, die sich anders anfühlt als die allgemeine Luft ... Denken Sie sich, er bewegt den Arm so **und hat das Gefühl, da ruht etwas ganz leicht ihn Berührendes und Drückendes oder auch es zieht etwas.** [...] Dann sieht der Zuschauer, was der Eurythmisierende fühlt, wenn dieser nun wirklich geschickt den Schleier so gestaltet, so legt, dass man sieht, der*

* Nur das Einzelelement ‹Bewegung› wird in ‹...› geschrieben.

Eurythmisierende verspürt hier ***einen leisen Druck und hier einen leisen Zug.***» Dieses «*Fühlen [des leisen Druckes, des leisen Zuges ist] beim eurythmisierenden Bewegen in die Form des Schleiers [zu] gießen*». Neben der ‹Bewegung› und dem ‹Gefühl› der eurythmischen Bewegung wird dann noch das willenshafte Element, der **‹Charakter›** der Bewegung beschrieben. Der ‹Charakter› wird als Anspannung der Muskeln, als gefühlte Kraftentwicklung in den Muskeln erlebt. Die Anspannung tritt je nach Laut an verschiedenen Stellen des Körpers auf: «*Sie spannen die Stirn an bei irgendeinem Buchstaben oder irgendeiner Passage, die Sie darstellen; oder Sie fühlen, Sie geben Kraft den Muskeln des Oberarmes bei irgendeiner Bewegung; oder Sie fühlen, Sie stellen bewusst, indem Sie auf den Boden drücken, die Füße auf bei irgendeiner Bewegung. Das ist das dritte Element, der ‹Charakter›.*»

Es wird betont, dass mit den drei Bewegungselementen ‹Bewegung›, ‹Gefühl› und ‹Charakter› **alles** ausgedrückt werden kann: «*Denn* ***alles****, was künstlerisch erreicht werden soll durch die Eurythmie [...], das ist dieses: ‹Bewegung›, ‹Gefühl›, ‹Charakter› in der Form, wie ich es ausgesprochen habe. Geradeso wie der Bildhauer mit seiner Flächenführung, der Rezitator mit seiner Lautgestaltung, der Musiker mit seinen Tongestaltungen, so muss mit ‹Bewegung›, ‹Gefühl› und ‹Charakter› der Eurythmiker* ***alles*** *dasjenige erreichen, was zu erreichen ist. Das andere darf* ***alles nicht*** *in Betracht kommen. Das ist der Bereich der Mittel für die eurythmische Kunst. Mit diesen Mitteln muss* ***alles*** *erreicht werden.*» In diesem Zitat fällt die Ausschließlichkeit auf, dass keine anderen möglichen Elemente für das Erreichen der eurythmischen Kunst zulässig sind, dass alles darauf ankommt, mit diesen Mitteln die Eurythmie zu ergreifen.

In späteren Vorträgen werden die drei Bewegungselemente wiederholt genannt. Aber nur in diesem Vortrag (GA 279, 4. 8. 1922) werden die Kunstelemente der Eurythmie als reine Sinneswahrnehmungen geschildert. Diese zentralen Aussagen sollen deshalb noch einmal hervorgehoben werden:

1. **‹Bewegung›**: «*Die ‹Bewegung› selber also, das ist dasjenige, um was es sich zunächst handelt. Und das Vollkommene der Eurythmie ist erst dann erreicht für den Zuschauer, wenn er etwas erschaut in der*

‹Bewegung› als solcher, in der ‹Bewegung›, die z.B. einem Vokal oder Konsonanten zukommt, beziehungsweise in der Gestaltung, die dann infolge der ‹Bewegung› eintritt. […] Nehmen wir an, die Bewegung würde bei irgendeinem Buchstaben dem Eurythmisierenden auferlegen, dass er den Arm in dieser Weise bewegt und kurz hält. Dann ist das die ‹Bewegung›.» (Diese Bewegung wird an die Tafel gezeichnet.)

2. **‹Gefühl›**: «*Nun aber wird diese ‹Bewegung› erst seelenvoll wirken, wenn der Eurythmisierende außerdem das ‹Gefühl› hat, dass er mit seiner Bewegung diese ‹Bewegung› so empfindet,* ***als ob er etwa hier oben eine fühlbare Luft hätte, die sich anders anfühlt als die allgemeine Luft […]. Er bewegt den Arm so und hat das Gefühl, da ruht etwas ganz leicht ihn Berührendes und Drückendes, oder auch es zieht etwas. […] Dann sieht der Zuschauer […], der Eurythmisierende verspürt hier einen leisen Druck und hier einen leisen Zug.***»

   In einem anderen Vortrag: «*Wenn Sie die Eurythmisierenden auf der Bühne ihre Schleier beherrschen sehen, so ist das ja im Wesentlichen eine Fortsetzung der ‹Bewegung›. Und das wird sich weiter so ausbilden, dass im entsprechenden Augenblick immer ein Wehenlassen des Schleiers entsteht, ein Abfangen des Schleiers, ein ganzes Gestalten des Schleiers. So sitzt die durch die Gliedmaßen ausgeführte Bewegung in dem, was nun in der Schleierbehandlung das ‹Gefühl› ausdrückt. […]* ***Fühlt der Eurythmisierende an der Bewegung, in die er seine Arme, seine Beine hineinbringt, das Richtige,*** *dann wird ganz instinktiv diese gefühlte Bewegung übergehen in die Schleierbehandlung und er wird das ‹Gefühl›, das begleiten soll die Bewegung, in der Schleierbehandlung haben*» (GA 305, 17.8.1923).

3. **‹Charakter›**: «*Sie spannen die Stirn an bei irgendeinem Buchstaben oder irgendeiner Passage, die Sie darstellen; oder Sie fühlen, Sie geben Kraft den Muskeln des Oberarmes bei irgendeiner Bewegung; oder Sie fühlen, Sie stellen bewusst, indem Sie auf den Boden drücken, die Füße auf bei irgendeiner Bewegung. Das ist das dritte Element, der ‹Charakter›.*»

   Oder in einem späteren Vortrag, in dem die Elemente an den Figuren demonstriert werden: «…, *dass hier an der Stirne der Mus-*

kel besonders gespannt wird und ebenso im Nacken, während hier die Muskeln freier, lässiger bleiben. Der Eurythmisierende kann ganz genau unterscheiden, ob er einen Arm lässig hinausbewegt oder ob er den Muskel spannt. […] ***Durch diese vom Eurythmisierenden selbst innerlich gefühlte Muskelspannung kommt Charakter in die Bewegung hinein.*** *[…] In dem Augenblick, wo der Eurythmisierende sein charmantes Gesicht zeigt, gehört das nicht zum Eurythmisieren, sondern dasjenige, das er an dieser Muskelspannung … aus seinem Gesicht zu machen versteht»* (GA 279, 26. 8. 1923). In einer Konferenz wird über den ‹Charakter› gesagt: *«Es muss z.B. der Eurythmisierende bei den eurythmischen Bewegungen fühlen den Druck des einen Gliedes auf dem anderen und das Zurückströmen des Druckes ins Körperzentrum»* (GA 300 b, 1. 3. 1923).

4.1.1 Die direkte Sinneswahrnehmung von ‹Bewegung›, ‹Gefühl› und ‹Charakter›

Der Eurythmie als Bewegungskunst liegen die drei Bewegungselemente zugrunde. Das Wort «Bewegung» hat in den Vorträgen immer eine Doppelbedeutung, es kann einmal die Ganzheit der Bewegung und andererseits das Einzelelement ‹**Bewegung**› beschreiben. Dieses Einzelelement ist am leichtesten zu fassen: es beschreibt den Fluss einer Bewegung, wie sie in Raum und Zeit in Erscheinung tritt. Am deutlichsten sichtbar wird dieses Einzelelement bei der gleichförmig fließenden Bewegung eines Armes. Dabei soll so wenig Kraft wie möglich in den Bewegungsfluss gegeben werden. Zum ‹Bewegungselement› gehört auch, in welche räumliche Richtung sich die eurythmische Bewegung gestalten wird: sie kann in alle drei Raumesdimensionen ausschwingen.

Die ‹Bewegung› wird vorwiegend durch den **Eigenbewegungssinn** wahrgenommen. Das kaum merkbare oder starke Ungleichgewicht in der gesamten Gestalt, das durch jede Bewegung auftritt, entdeckt der **Gleichgewichtssinn**. Er veranlasst den Organismus unbewusst dazu, an den korrespondierenden Körperstellen den Tonus der Muskeln so zu verändern, dass das Gleichgewicht aufrechterhalten bleibt. Das reine

‹Bewegungselement› führt erst spät zu einer Ermüdung. Diese wird dann vom **Lebenssinn** wahrgenommen.

Polar zu der ‹Bewegung› wird der **‹Charakter›** beschrieben: Die Muskeln sollen sich spannen und Kraft entwickeln. Diese Kraftentfaltung soll leiblich gefühlt werden. Im natürlichen Bewegungsablauf wird Muskelkraft bei jeder raschen Beschleunigung oder Verlangsamung eines Bewegungsablaufes und bei jeder länger durchgeführten Stellung erlebt. Auch die unterschiedlich starke Grundspannung, die den Muskeln während einer gleichförmigen Bewegung zugrunde liegt, kann beobachtet werden: sie kann zu verkrampft oder zu kraftlos ausgeführt werden.

Auch den ‹Charakter› nehmen wir mit Hilfe des **Eigenbewegungssinnes** wahr, zusätzlich tritt durch die Muskelanspannung rascher als bei der ‹Bewegung› Müdigkeit auf: der **Lebenssinn** tritt in Aktion. Die Müdigkeit kann in einzelnen Muskelgebieten oder im ganzen Körper gespürt werden. Wenn die Kraftentfaltung länger anhält, ist auch eine allgemeine Erwärmung zu erleben.

Auch das **‹Gefühl›** wird als eine primäre Sinneswahrnehmung geschildert: der Druck und Sog der umgebenden Luft soll gespürt werden, das leise Berührt-Werden von etwas aus dem Umkreis wird bewusst: diese durch den Tastsinn vermittelte Wahrnehmung soll die Schleierführung leiten. ***«Fühlt der Eurythmisierende an der Bewegung, in die er seine Arme, seine Beine hineinbringt, das Richtige, dann wird ganz instinktiv diese gefühlte Bewegung übergehen in die Schleierbehandlung und er wird das ‹Gefühl›, das begleiten soll die Bewegung, in der Schleierbehandlung haben»*** (GA 307, 17.8.1923). Die Wahrnehmung von Druck oder Sog der umgebenden Luft während der eurythmischen Bewegung ist das Primäre, sie ermöglicht der Eurythmistin sekundär die richtige Schleierführung und erweckt dadurch im Zuschauer ein richtiges Miterleben.

Das Erlebnis des Druckes oder Soges kann sehr viel elementarer erfahren werden, wenn Bewegungen im Wasser oder im Sturm durchgeführt werden. Der Luftstrom staut sich am Handrücken und an der Außenseite des Unterarms, wenn eine weitende Bewegung mit dem Arm gemacht wird. Gleichzeitig kann ein leiser Sog auf der Gegenseite verspürt werden. Diese Sinneserfahrung am Leibe wird schon ‹Gefühl› genannt. Gleichzeitig lebt in der Seele der Eurythmistin die Erfahrung, dass bei derselben weitenden Bewegung ihre Arme dorthin in den Umkreis gesogen werden, wo als reine Sinneserfahrung das Stauen der Luft erlebt werden kann. Es ist ein polares Erleben: einerseits die Sinneswahrnehmung (bei der weitenden Bewegung der Luft**stau** außen), andererseits die Seelenerfahrung, dass der Arm in den Umkreis **gesogen** wird. Dieselbe Doppelheit zeigt auch der Schleier sichtbar an: bei der weitenden Bewegung der Arme flattert derselbe verengend in die Gegenrichtung.

Die ‹Gefühlswahrnehmung› erfolgt wieder durch die Willenssinne: durch Bewegungssinn, Gleichgewichtssinn und Lebenssinn, zusätzlich sind Tastsinn und Wärmesinn beteiligt. Denn der Druck und Sog wird tastend erfahren, die Stellen des Druckes sind lokal durch eine geringe Abkühlung, diejenige des Soges als Erwärmung zu erfahren, wenn die Luft kühler ist als die eigene Hand.

An dieser Stelle soll auf den doppelten Bedeutungsinhalt des Wortes «fühlen» hingewiesen werden. Die Menschen «fühlen» mit dem **Tastsinn**, ob eine Oberfläche rau oder glatt ist. Sie «fühlen» mit ihrem **Lebenssinn**, ob sie ermüdet sind. Sie «fühlen», ob sie durch eine schnelle Bewegung aus dem **Gleichgewicht** kommen, sie «fühlen» den Bewegungsfluss des Armes mit dem **Bewegungs- oder Lagesinn**. Die deutsche Sprache benutzt für die Wahrnehmungen, die durch alle vier unteren Sinne (Willenssinne) und durch den Wärmesinn gemacht werden, das Wort «Fühlen». Das Wort deutet auf die sinnliche Erfahrung des eigenen Leibes im Verhältnis zur Umwelt.

Hiervon muss das innerseelische «Gefühl», in dem die Sympathie oder Antipathie im Zusammenhang mit der Sinneserfahrung erlebt wird, deutlich getrennt werden. In der ersten Beschreibung der Bewegungselemente ‹Bewegung›, ‹Gefühl› und ‹Charakter› wird durchgehend auf das «Wahrnehmungsgefühl» und nicht auf ein «Seelengefühl» hingewiesen. Für das primäre Wahrnehmen der eurythmischen Bewegung muss der Eurythmisierende also sein Bewusstsein auf alle unteren Sinne lenken: für die ‹Bewegung› und den ‹Charakter› dominieren Eigenbewegungs-, Gleichgewichts- und Lebenssinn, für das ‹Gefühl› tritt zusätzlich der Tast- und Wärmesinn hinzu. Die Wahrnehmung am eigenen Leib bildet die Basis der eurythmischen Bewegung.

4.1.2 Sinnessymbiosen beim Erleben von ‹Bewegung›, ‹Gefühl› und ‹Charakter›

Die Erfahrungen der drei Bewegungselemente am eigenen Leib durch die Willenssinne werden bei späteren Präsentationen der Figuren in dreierlei Weise erweitert:

1. Die drei Bewegungselemente werden in bestimmten **Formen** in den Figuren dargestellt: die ‹Bewegung› erscheint als Gesamtgestalt oder «**Kleid**», das ‹Gefühl› wird an der Figur räumlich als «**Schleier**» hervorgehoben, der Charakter wird an bestimmten Stellen betont. Durch die Orte, an denen er erscheint, bekommt er seine geformte Identität. Bei der Betrachtung der Eurythmiefiguren wird das Ganze der drei Bewegungselemente durch den Wort- oder Gestaltsinn primär wahrgenommen. Bei den eurythmischen Bewegungen selber aber ist die getrennte Gestaltwahrnehmung der drei Einzelelemente wohl nur für den geschulten Zuschauer primär möglich.
2. Die drei Bewegungselemente werden **farblich** in den Figuren sichtbar gemacht. Dazu wird gesagt: *«Die Eurythmie bedient sich derjenigen Kunstmittel, mit denen man wirklich Ausdrucksformen, Expressionen künstlerisch schaffen kann, in der ‹Bewegung› des menschlichen Leibes, in dem in die Glieder hineingegossenen ‹Fühlen› und in dem in die Glieder hineingegossenen ‹Charakter›. [...] Nach diesen Prinzipien sind die Laute [...] so behandelt worden, dass man jedem Laut gerecht wird in einer gewissen Ausdrucksweise, dass wirklich in einer Farbgebung die ‹Bewegung› dargestellt ist, in einer zweiten das ‹Gefühl› [...] und in einer dritten Farbe der ‹Charakter› zum Ausdruck kommt»* (GA 279, 4. 8. 1922). In den Figuren sind die drei Farben jeweils als direkte (primäre) Wahrnehmung gegeben. Bei der eurythmischen Bewegung aber verschwindet diese sinnesgebundene Farbwahrnehmung. Sie taucht dagegen als Sinnessymbiose im Eurythmisten und im Zuschauer auf. Auf diese wird weiter unten ausführlicher eingegangen.
3. Die dritte Erweiterung der primären Sinneserfahrung ergibt sich, wenn die drei Bewegungselemente mit den drei Seelengesten von Denken, Fühlen und Wollen korreliert werden. Das Element ‹Bewe-

gung›, das immer räumlich in Erscheinung tritt und am bewusstesten erlebbar ist, wird mit dem **Denken** erfasst; das ‹Gefühl› des Druckes oder Sogs, der Wärme oder Kälte, weist auf den Seeleninhalt des **Fühlens** und die Anspannung der Muskulatur in dem ‹Charakter› lässt das **Wollen** bewusst werden.

Die Darstellung des Lautes durch Form und Farbe in den Figuren habe das Ziel, *«dass man auf der einen Seite dadurch in das* ***Verständnis der Eurythmie*** *hineingeführt werden kann, aber auf der anderen Seite auch der Eurythmist selber außerordentlich viel an diesen Darstellungen wird lernen können, weil ihm da, indem er die figurale Darstellung vor sich hat, eben* ***von irgendeinem eurythmischen Element das Wesentliche*** *gegeben wird»* (GA 279, 4.8.1922). Die Eurythmistin soll das *«Wesentliche»* eines eurythmischen Lautes, der sich primär aus den drei Einzelelementen ‹Bewegung›, ‹Gefühl› und ‹Charakter› aufbaut, durch Form und Farbe der Figuren übend und erkennend lernen. Die Figuren sind das didaktische Mittel, um den primären Wahrnehmungsinhalt der Bewegung zu einer höheren Erfahrung zu steigern. Der Weg zu diesem «Sichtbar-Machen des Unsichtbaren» besteht darinnen, die Sinnesqualitäten, auf denen das eurythmische Tun aufbaut, bewusst zu erweitern.

Die direkten oder primären Sinneserlebnisse werden durch die Sinne vermittelt: Der Wärmezustand eines Gegenstandes wird durch den Wärmesinn wahrgenommen, die Farben, auch Helligkeit und Dunkelheit durch den Sehsinn. Beide sind ebenso primäre Sinneserfahrungen der Umwelt wie das «Fühlen» einer Bewegung durch den Bewegungssinn, das Ungleichgewicht durch den Gleichgewichtssinn. Die primären Sinneserlebnisse vermitteln die Erfahrung der physischen Sinneswelt. In allen künstlerischen Tätigkeiten leben darüber hinaus Erfahrungen, die nicht mehr sinnlich wahrnehmbar sind, aber doch einen hohen Grad an allgemeiner Gültigkeit besitzen: ein hoher Ton kann ‹hell› und ‹spitz› klingen, eine Farbe wird als ‹warm› oder ‹kalt› erlebt, eine Bewegung wird als ‹farbig rot› erlebt. Diesen Vorgang der sekundären Sinneserfahrung nennt Steiner die **Sinnessymbiosen** (GA 170, 15.8.1916). In der allgemeinen Literatur wird dieses Phänomen als **synästhetisches Erleben** beschrieben. Die Sinnessymbiosen treten bei allen Wahrnehmungen auf. Das Erleben wird aber erst bewusst und gewinnt an Sicherheit durch Schulung. Je mehr man diese sekundären Erfahrungen übt und bewusst differenziert, desto lebendiger werden die primären Wahrnehmungen. Die mitklingenden Erfahrungen sind nicht mehr reine Sinneserfahrungen. Sie weisen schon auf ein übersinnliches Erleben hin, das mit einer Imagination verwandt ist. Die Spektren der primären Sinneserfahrungen und die Bedeutung der symbiontischen Erlebnisse für alle Künste, besonders aber für die Eurythmie hat Göbel (1982) herausgearbeitet: *«In allen erwähnten Künsten haben wir Sinnessymbiosen als Teil des Kunstgenusses entdecken können. Aber nur in der Eurythmie wird bewusst damit umgegangen. Ohne einen solchen Umgang leben die Künstler träumend in der Welt der Sinnessymbiosen. Das Aufwachen darin ist ein Schritt, den der Zeitgeist fordert.»*

An dieser Stelle ist es wichtig, auf eine klare Trennung von primären und symbiontischen Erfahrungen während des eurythmischen Tuns hinzuweisen. Die primären Wahrnehmungen der drei Einzelelemente ‹Bewegung›, ‹Gefühl› und ‹Charakter› sind das Fundament der Eurythmie. Um diese Grundlage bewusst zu erfahren, ist die Schulung der Willenssinne während des eurythmischen Übens erforderlich. In einer ersten Steigerung wird die primäre Erfahrung zum Erleben der Sinnessymbiosen erweitert. Das farbige Erleben der Bewegungselemente ‹Bewegung›, ‹Gefühl› und ‹Charakter› ist für jede Eurythmistin selbstverständliche Erfahrung. In dem Erleben der Farbigkeit von ‹Bewegung›, ‹Gefühl› und ‹Charakter› werden Imaginationen halbbewusst wach. Diese Stufe der Bewusstseinserweiterung wird von Steiner die ***«Verlebendigung der Sinnesprozesse»*** genannt.

Eine weitere, noch höhere Verwandlung der Erfahrung wird als ***«Durchseelung der Lebensprozesse»*** in demselben Vortrag dargestellt. Hier wird das Bewusstsein darauf gelenkt, welche Impulse in der denkenden, fühlenden und wollenden Seele auftreten, wenn eine primäre Sinneserfahrung gemacht wird. *«Das, was die Lebensorgane sonst entfalten an sympathischen und antipathischen Kräften, das wird gleichsam den Sinnesorganen wieder eingeflößt. Das Auge sieht nicht nur das Rot, sondern es empfindet Sympathie oder Antipathie mit der Farbe»* (GA 170, 15.8.1916). Die *«Durchseelung der Lebensprozesse»* deutet auf den Vorgang, dass in allem Sinnes-Erleben Denkanstöße, sympathische oder antipathische Gefühle sowie Willensimpulse weitgehend unbewusst mitklingen. In der Beschreibung der Eurythmiefiguren wird in diesem Sinne die primäre Sinneserfahrung des Elementes ‹Bewegung› dahin gehend erweitert, dass die Beachtung der ‹Bewegung› am deutlichsten **Denk**anstöße vermittelt. In dem Erleben des ‹Charakters›, der durch die Muskelspannung erfahren wird, wird das **Wollen** des Menschen mitschwingen.

Das primäre Erleben des Umkreises, das sich während der Bewegung auf die Wahrnehmung von Druck und Sog an der Oberfläche und um den Arm herum abstützt, wird ‹Gefühl› genannt. Es wurde bereits auf den Unterschied von dem «Wahrnehmungsgefühl» (Ich fühle die Rauigkeit einer Oberfläche) und dem «Seelengefühl» (Ich fühle meine Freude, während ich die Oberfläche abtaste) hingewiesen. Hier soll auf eine dritte Erfahrungsqualität hingewiesen werden, die auch als **«Gefühl»** beschrieben wird. An einem Beispiel soll auf diese Seite des «Fühlens» hingewiesen werden. Wenn man über lange Zeit an einem Erkenntnisproblem gearbeitet hat, kann nach einiger Zeit ein «Gefühl» in der Seele auftreten, das hinweisend so beschrieben werden kann: «Ich fühle, dass die Lösung in der Nähe meines Suchens liegt. Ich habe die Lösung noch nicht, aber ich habe das deutliche Gefühl, dass sie bald formulierbar sein wird.» Ähnlich lebt in uns das «Gefühl», ob eine Entscheidung oder ein Willensentschluss richtig sein wird. Diese Qualität des Fühlens ist sehr leise, ist immer auf eine Zukunft gerichtet, in der etwas werden will. So müssen bei den Worten «Fühlen» oder «Gefühl» immer drei Bereiche unterschieden werden: Das «**Wahrnehmungsgefühl**» entzündet sich als Tasten an einem gewordenen Gegenstand. Das innere «**Seelengefühl**» tritt immer spontan und gegenwärtig bei jedem Erleben des Menschen als Sympathie oder Antipathie auf. Das «**Werdegefühl**» verdichtet ein inneres Ahnen, das auf zukünftige Erkenntnisse oder Erfahrungen hinweist. Ob die geahnte Lösung eines wissenschaftlichen Problems wirklich tragfähig sein wird, ob eine Handlungsentscheidung wirklich ein gutes Ergebnis bringen wird, kann immer erst später beurteilt werden. Das «Werdegefühl» vermittelt einen hohen Grad an innerer Evidenz, wenn es bewusst gesucht wird. Es öffnet die Seele für die ungelösten

Aufgaben, die wir durch Denken und Handeln ergreifen sollen. Die wach erfahrene Sinneswahrnehmung der Umgebung im ‹Gefühl› öffnet die Seele der Eurythmistin für dieses Werdegefühl.

Jede primäre Sinneserfahrung kann so auf die untergründigen Denk-, Fühl- und Willensimpulse, die während der Wahrnehmung mitschwingen, geprüft werden. Je stärker diese bewusst werden, desto deutlicher wird, dass die dabei auftretenden Erfahrungen über die imaginative Ebene hinaus weisen. Es sind Anklänge von Inspirationen, die im Tun und im Erleben der Eurythmie mitschwingen.

Mit den drei Grundelementen ‹Bewegung›, ‹Gefühl› und ‹Charakter› soll in der Eurythmie alles ausgedrückt werden. Die erste, ausführlichste Darstellung dieser Elemente durch Rudolf Steiner schildert die primären Wahrnehmungen, die bei den eurythmischen Bewegungen durch die Willenssinne erübt werden sollen. Auf diesem Fundament gewinnen dann die sinnessymbiotischen Farberlebnisse und die Seelenerlebnisse ihre höhere Wirklichkeit.

4.1.3 Zusammenfassung

Die drei Bewegungselemente der Eurythmie ‹Bewegung›, ‹Gefühl› und ‹Charakter› werden von Steiner zunächst als primäre Sinneserfahrungen beschrieben. Die Eurythmistin soll sich die eigenen Bewegungen durch die vier Willenssinne bewusst machen, um jedes einzelne Bewegungselement im Sinne einer Etüde zu üben und dadurch ihr eurythmisches Können zu steigern. Der Bewegungsfluss ‹Bewegung›, das Krafterleben ‹Charakter› und die Umkreiserfahrung ‹Gefühl› sind sinnlich wahrnehmbar. Durch eine geübte «Verlebendigung» dieser Sinneserfahrungen können die Lautbewegungen in ihrer dreifachen Farbigkeit imaginativ neu erfahren werden. Mit dem nächsten Schritt der «Durchseelung» wird der Zusammenhang der drei Bewegungselemente mit den Impulsen von Denken, Fühlen und Wollen hergestellt. Vorstufen der Inspiration können der Eurythmistin bewusst werden. Die Elemente der eurythmischen Lautbewegungen werden so zu Übungselementen, die aus der sinnlichen Welt in eine übersinnliche Wirklichkeit führen.

4.2 ‹Bewegung›, ‹Gefühl› und ‹Charakter› im Heileurythmie-Kurs?

Der Heileurythmie-Kurs ist gut ein Jahr vor der ersten Darstellung der drei Grundelemente der Eurythmie gegeben worden. Insofern ist diese begriffliche Differenzierung der Bewegung im Kurs noch nicht mit diesen Worten erwähnt. Die inhaltliche Beschreibung der Elemente ist an einigen Stellen deutlich erkennbar, an anderen zu ahnen. Einige Beispiele werden aufgezeigt:

1. An vielen Stellen wird darauf hingewiesen, dass bei heileurythmischen Übungen die Muskeln gespürt werden sollen. Dies kann als ein klarer Hinweis auf den ‹**Charakter**› gelesen werden.
2. *«Dasjenige, was in der Eurythmie das Wesentliche ist […], das ist nicht bloß die von außen angeschaute Form des gestellten Gliedes* [das ist die ‹**Bewegung**›], *sondern das ist dasjenige, was zustande kommt, wenn in dem gestellten Gliede die Streckung des Gliedes oder die Beugung des Gliedes* [= ‹**Charakter**›] *gefühlt wird. Das* ***in*** *dem Gliede Gefühlte ist es, worauf es ankommt»* (GA 315, 12.4.1921).
3. Das ‹**Gefühl**› ist als eigenes Element im Heileurythmie-Kurs am schwierigsten zu entdecken. Vielleicht ist die folgende Aussage für diese Frage von Bedeutung: *«Diese drei Einteilungsprinzipien: die* [1.] *vokalisierende Tingierung, das* [2.] *Blasen, Stoßen […] und* [3.] *alles dasjenige, was zusammenhängt mit dieser äußeren Einteilung* [der Zahn-, Lippen- und Gaumenlaut], *das kommt in den Formen, die da sind für das Eurythmisieren, zum Ausdruck.»* In der eurythmischen Bewegung sollen hier die drei *«Einteilungsprinzipien»* ebenso sichtbar werden wie in der späteren Beschreibung die drei Elemente ‹Bewegung›, ‹Gefühl› und ‹Charakter›.

Die bewusst gestaltete Veränderung jeder der drei Grundelemente von der Eurythmie zur Heileurythmie ist entscheidend für den Erfolg der Heileurythmie und für die Gesundheit des Heileurythmisten. *«Denn gerade auf diesem Gebiet wird man im strengsten Sinne auseinanderhalten müssen dasjenige, was an hygienisch-therapeutischen Zielen angestrebt wird, und dasjenige, was in der Eurythmie als das Künstlerische angestrebt werden muss. Und wer beides wird durcheinander werfen wollen, wird sich erstens seine eurythmische Künstlerschaft zerstören und zweitens in Bezug auf das therapeutisch-hygienische Element nichts Besonderes erreichen können»* (GA 315, 12.4.1921). Die Qualität einer Bewegung soll vollständig und ausschließlich durch die begriffliche Bestimmung von ‹Bewegung›, ‹Gefühl› und ‹Charakter› beschrieben werden. Diese Elemente sollen in der Eurythmie kennengelernt werden und in der pädagogischen und therapeutischen Eurythmie neu ergriffen werden.

Auf die Veränderung, damit sich die künstlerische in eine pädagogische Eurythmie verwandelt, wird in der Konferenz vom 1.3.1923 (GA 300b) hingewiesen. Offensichtlich fanden vorher «Kollisionen» statt. Dies gibt die Veranlassung, den Unterschied von Turnen und Eurythmie zu besprechen. Es wird dann ausgeführt: *«Dass hier keine Kollision mit der Eurythmie hervorgerufen wird, das wird dann eingesehen werden, wenn auch noch Rücksicht genommen wird bei der* ***pädagogischen Eurythmie*** *– was viel zu wenig geschehen ist, weil es bei der künstlerischen Darstellung weniger in Betracht kommt,* ***dagegen beim Pädagogischen ganz besonders in Betracht kommen würde – auf den ‹Charakter›.*** *… Mit ‹Bewegung› und ‹Gefühl›, was bis jetzt fast allein beachtet wird, geht es ganz gut. Dagegen was der ‹Charakter› ist in der eurythmischen Bewegung, das ist noch nicht durchdrungen. Es ist auch natürlich, dass es noch nicht durchdrungen ist, weil es bei künstlerischem Auswirken der Eurythmie, wo es von anderen geschaut wird, von so großer Bedeutung nicht ist.* ***Daher muss der ‹Charakter› einer Bewegung ein wesentliches Element bilden beim Didaktischen.»*** Es wird also darauf hingewiesen, dass bei der pädagogischen Eurythmie viel größeres Gewicht auf den ‹Charakter› gelegt werden sollte – aber *«das ist* [von den Eurythmisten] *noch nicht durchdrungen»*. Die Betonung des Charakterelementes ist bei der Steigerung der Eurythmie zur Heileurythmie noch viel wesentlicher.

Auch die Heileurythmie soll graduell variiert werden. In einer Konferenz wird gefragt, ob auch ‹Verkrüppelungen› durch Heileurythmie behandelt werden können. Darauf wird geantwortet (GA 303, 5.1.1923 abends): ***«Die Heileurythmie ist ja zunächst von mir als***

ein System ausgearbeitet worden *[…] und diese Heileurythmie ist ja zunächst dazu bestimmt, bei verschiedenen Heilprozessen zu dienen. […] Es wird sich aber darum handeln, dass für leichtere Verkrüppelungen* [Erkrankungen] *ja schon in dem, was als* Heileurythmie *bereits gegeben ist, das Nötige liegt. Bei stärkeren Verkrüppelungen wird es sich darum handeln, dass die Dinge nach irgendeiner Weise* ***verschärft*** *oder* ***modifiziert*** *werden.»* Die Heileurythmie soll also in *«irgendeiner Weise verschärft oder modifiziert werden»*, wenn ein Krankheitsprozess weiter fortgeschritten ist oder eine dauerhafte Behinderung vorhanden ist. Diese Modifikation kann nur durch eine Veränderung von einem oder allen Bewegungselementen ›‹Bewegung›, ‹Gefühl› und ‹Charakter› herbeigeführt werden.

Für die Heileurythmistin entstehen drei Fragen, damit die **eurythmischen Bewegungen aus der künstlerischen Eurythmie bewusst in eine wirksame Heileurythmie metamorphosiert werden:**

1. **Wie muss die Heileurythmistin ihre ‹Bewegung› verwandeln, intensivieren, damit dieses Element beim Patienten richtig veranlagt wird?**
2. **Wie muss die Heileurythmistin mit dem ‹Gefühl› der Lautbewegungen umgehen, um therapeutisch wirksam zu sein?**
3. **Wie muss die Heileurythmistin bei sich selber den Charakter so wahrnehmen, dass der Patient in einen adäquaten Erfahrungsbereich hineinkommt, ohne zu früh auf die eigene Muskelspannung hingewiesen zu werden?**

4.3 Andere Beschreibungen von ‹Bewegung›, ‹Gefühl› und ‹Charakter›

Die Klärung, welche Erfahrungsbereiche und welche gedanklichen Zusammenhänge von den drei Begriffen ‹Bewegung›, ‹Gefühl› und ‹Charakter› umfasst werden, ist sicher noch nicht abgeschlossen. Im Folgenden werden einige Autoren zitiert, die sich mit dieser Frage beschäftigt haben.

Die Darstellung von ‹Bewegung›, ‹Gefühl› und ‹Charakter› als Grundelemente der eurythmischen Bewegung wird bei Jenaro beschrieben. Er betont bei der ‹Bewegung› den *«fließenden Bewegungsstrom, […] der*

[...] das besondere Verhältnis [...] der Gebärde zum Licht oder Schwere bestimmt». Die ‹Bewegung› ist *«die ätherisch-leibliche Grundlage der Lautbewegung»*. Das ‹Gefühl› ist *«ihre seelische Fülle»* und der ‹Charakter› verleiht *«der ganzen Lautbewegung ihre Zeitgestalt»*. JENARO bezieht die drei Grundelemente der Eurythmie nur ansatzweise auf primäre Sinneserfahrungen durch die vier Leibessinne.

Auch BARFOD geht in seinem Aufsatz von der Metamorphose von Sprechen und Bewegen aus. Er verfolgt bei der Sprache die Dreiheit von Dynamik, die sich in die ‹Bewegung› der Eurythmie verwandelt, von Sonation (wird ‹Gefühl›) und der Artikulation, die dem ‹Charakter› der Bewegung entspricht. Er differenziert nicht zwischen Vokal und Konsonant, als Beispiel zieht er den Stoßlaut K heran. Er beschreibt: *«Der initiierende Willensimpuls steht immer am Beginn einer Bewegung, auch wenn ein Gedanke den Anstoß gibt; es ist der Wille, der ihn ergreift.»* Seiner Darstellung nach treten bei allen sichtbaren Bewegungen die Elemente ‹Bewegung›, ‹Gefühl› und ‹Charakter› immer in dieser Reihenfolge auf. An dieser Einzelheit und an anderen Details wird deutlich, dass er die drei Elemente auf ihre künstlerische und übersinnliche Wirklichkeit und nicht auf ihre durch die Sinne erfahrbaren Wahrnehmungsinhalte hin geprüft hat.

Die Beschreibung der drei Elemente bei PARR bleibt allgemein: *«Mit dem eurythmischen Gewand wird die Art der Bewegung im Raum ausgedrückt. Wie lebendig Sprache und Musik gestaltet werden kann, gelangt durch die Gewandung zur ‹Bewegung›. Diese bestimmt in erster Linie das Verhältnis der Senkrechten zur menschlichen Gestalt. [...] Diese [‹Bewegung›] wird seelenvoll, indem sie als Bewegung empfunden wird. Der Schleier in der Eurythmie gestaltet die Stimmung und das Gefühl für das Entstehen einer Gebärde.»* Er erläutert nicht, auf welche Weise eine ‹Bewegung› verändert werden soll, um das ‹Gefühl› richtig auszudrücken. Die wiederholten Hinweise Steiners, dass im Bewegungselement ‹Gefühl› die Wahrnehmung von Sog und Druck aus der Umgebung erfahren werden soll, wird in den Darstellungen nicht aufgegriffen.

5. Heileurythmie und andere Bewegungstherapien

In diesem Kapitel kann nur hinweisend auf Krankengymnastik und Tanztherapie als Bewegungstherapien, die neben der Heileurythmie ausgeübt werden, eingegangen werden. Auf meditative Bewegungserfahrungen wie Yoga oder Qigong wird nicht eingegangen. Für eine genaue Beschreibung muss auf die speziellen Lehrbücher verwiesen werden. Auch auf die therapeutischen Indikationen kann nicht eingegangen werden. Hier soll ausschließlich versucht werden, mit den drei Kriterien, mit denen die eurythmischen Bewegungen beschrieben werden, auch auf andere Bewegungstherapien zu schauen. Denn die Elemente ‹Bewegung›, ‹Gefühl› und ‹Charakter› können bei allen Bewegungen aufgesucht und beurteilt werden. Die eigene Wahrnehmung des **Bewegungsflusses**, die Erfahrung der **Muskelspannung** und das Beachten der **Umkreiskräfte** kann für alle menschlichen Bewegungen geübt werden. Mit der Unterscheidung dieser Bewegungsqualitäten kann auch eine Verständigung zwischen den Therapeuten der verschiedenen Bewegungstherapien beginnen. Die primären Wahrnehmungen dieser drei Elemente, die im vorigen Kapitel dargestellt wurden, sind gemeinsame Grundlage. Die Form- und die Farbempfindungen, die in der Eurythmie zusätzlich mitklingend erfahren werden, sind für den Krankengymnasten und den Tanztherapeuten ungewohnt. Die synästhetisch beim Bewegen mitschwingenden Seelenerfahrungen werden in der Tanztherapie verbalisiert.

5.1 Krankengymnastik

In der Bewegungsphysiologie unterscheidet man als Grundlage aller Bewegungen der willkürlichen Muskulatur zwei Arten von Muskelkontraktionen. Beide Arten treten in den natürlichen Bewegungen (fast) immer gemeinsam auf, in der Systematik und für die therapeutischen Indikationen sind sie klar zu unterscheiden. Durch die **isotone Kontraktion** einer Muskelgruppe entsteht eine Bewegung mit einem gleichförmigen, fließenden Ablauf bei möglichst geringem Kraftaufwand. Das Wort ‹isoton› weist auf die Tendenz, die Muskelspannung (= Tonus) möglichst gleich (iso-) zu halten, aber einen möglichst großen Weg der Verkürzung zu erreichen. Die Bewegung verläuft dabei gleichförmig und ohne raschen Richtungswechsel. Als Beispiel für eine solche Bewegung führe man den Unterarm mühelos und ohne Kraftentwicklung waagerecht hin und her. Dabei ändern sich zwar die Muskellängen, die Muskelspannung bleibt aber weitgehend gleich.

Das Gegenteil ist die isolierte **isometrische Bewegung (Kontraktion)**. Hierbei wird der Bewegungsfluss so weit wie möglich eingeschränkt, nur die Muskelspannung wird erhöht. Man kann diese Form der Bewegung üben, wenn man einen Wassereimer mit angewinkeltem Arm an derselben Stelle hält und ihn langsam mit Wasser vollaufen lässt. Die Kraft muss kontinuierlich erhöht werden, eine Ortsveränderung, eine eigentliche Bewegung erfolgt nicht. Die Metrik (die gemessene Bewegungsstrecke) bleibt gleich (iso-), der Tonus wird verändert. Normalerweise sind die menschlichen Bewegungen eine abgestufte Mischung aus beiden Anteilen. Wenn ein Bewegungsablauf neu gelernt wird, wird zu viel Kraft aufgewendet und das Maß der Bewegung ist an das Ergebnis noch nicht angepasst. In jede gekonnte Bewegung wird nur so viel Kraft und so viel Fluss hineingegeben, wie für das Arbeitsergebnis notwendig ist. Diese zielangepasste Bewegungsform heißt **auxotone Kontraktion.**

Eine wesentliche Aufgabe der Krankengymnastik ist es, die normale Beweglichkeit des Körpers wieder aufzubauen, wenn diese durch Krankheit oder Unfall reduziert oder ganz aufgehoben ist. Dabei sollen die Freiheitsgrade der Gelenke, die Funktionsfähigkeit der Gelenkkapseln, der Bänder und Sehnen und die Kraft der Muskulatur durch passives oder schrittweise aktiv gesteigertes Training verbessert werden. Durch die Optimierung der Bewegungsabläufe kann sekundär auch therapeutisch auf andere Organfunktionen eingewirkt werden. Als Beispiel kann die Übungsbehandlung bei einem «Hexenschuss» gewählt werden. Die Beweglichkeit der Wirbelsäule, die Möglichkeit des Aufrichtens und des Gehens sind schmerzhaft eingeschränkt. In der Folge können Kopfschmerzen und Atemstörungen oder andere räumlich entfernte Symptome auftreten. Im Zentrum des Bemühens steht die Reduzierung der Schmerzen, die Wiederherstellung oder Verbesserung der lokalen

Beweglichkeit. Für den Wiederaufbau der Funktion der Wirbelsäule kann zunächst eine Massagebehandlung notwendig sein. Hierdurch soll eine Lösung krampfartig verspannter Muskelgruppen erreicht werden. So bald als möglich muss durch den gezielten Einsatz einer aktiven Bewegungstherapie die normale Funktion der Wirbelsäule wieder aufgebaut werden. Die isometrischen und isotonen Übungen der Glieder und des Rumpfes sind die wesentlichen therapeutischen Mittel. Der Therapeut erübt zunächst Bewegungsbereiche, die nicht unmittelbar betroffen sind, um sich dann der pathologischen Blockade zu nähern. Dann können die speziell betroffenen Muskelgruppen erreicht werden. Außerdem soll der Patient lernen, täglich das für ihn notwendige Trainingsprogramm, z.B. im Sinne der «Rückenschulung» selber zu üben.

In der neurophysiologischen Übungsbehandlung (nach BOBATH, VOJTA etc.) erweitert sich die Aufgabenstellung: Hier soll nicht mehr nur die Beweglichkeit eines Gelenkes oder das Zusammenspiel von Gelenken, Bändern und Muskeln verbessert werden. Durch diese Übungsbehandlungen soll die Ausreifung bestimmter Hirnregionen, die Vernetzung von Synapsen so gesteigert werden, dass eine Normalisierung der Funktion entsteht. Die Übungen setzen als Bewegungsschulung der Glieder ein. Es wird aber nicht mehr allein die Gelenk-Muskelfunktion, sondern darüber hinaus die neuro-muskuläre Bewegungskontrolle aufgebaut. Auch die Ergotherapie (Beschäftigungs- und Arbeitstherapie) benutzt die spielende, übende Schulung der Bewegungen mit dem Ziel, auxotone Abläufe wieder herzustellen oder kompensatorisch neu aufzubauen.

Im Heileurythmie-Kurs wird das Turnen an drei Stellen erwähnt. Das Turnen wird charakterisiert: *«Die gewöhnlichen Turnbewegungen sind wirklich nur aus der Physiologie, also aus der Physis des Körpers hervorgeholt»* (GA 315, 16.4.1921). Wichtige Hinweise für die Unterscheidung der Elemente ‹Bewegung›, ‹Gefühl› und ‹Charakter› bei Turnen und Eurythmie werden in einer Konferenz gegeben (GA 300b, 1.3.1923). Genauso kann auch die Krankengymnastik charakterisiert werden. In dieser Bewegungstherapie sollen aus der Anatomie und Physiologie des Körpers heraus Heilungsprozesse ermöglicht werden. Dabei besteht der Vorteil, dass der Krankengymnast sein Handeln an überschaubaren Diagnosen orientiert und sein Können sachgerecht einsetzt. Die Gefahr entsteht dann, wenn der Patient durch eine ungenügende Anleitung die Übungen «mechanisch» ausführt. Die mechanischen Bewegungen bergen das Risiko, dass sie sich verselbständigen und vom Menschen nicht genug intendiert und kontrolliert werden. Diese Gefahr wird verstärkt, wenn der Übende während des Übens gleichzeitig liest oder durch einen Film abgelenkt wird. Dann kann es geschehen, dass frühe Symptome einer Überlastung nicht bemerkt werden und Muskel- oder Bandschädigungen oder -risse auftreten. Auf diese Gefahr wird hingewiesen: die Aufbauprozesse des Ätherleibes können dem Bewegungsablauf nicht mehr folgen. *«Dann macht der physische Leib immer seine eigenen Bewegungen, die nicht die Bewegungen des Ätherleibes nach sich ziehen»* (GA 315, 16. 4. 1921).

Für die Heileurythmie ist der Satz zu beachten: «... *was wir als künstlerische Eurythmie ausbilden, wird [sich]* **vereinigen** *müssen mit dem, was als physiologisches Turnen ausgebildet werden kann. Und man kann ja ganz gut aus dem Eurythmischen in das Turnerische hinüberkommen»* (GA 315, 16. 4. 1921). Gekonnte Heileurythmie und sinnvolles Turnen oder sachgerechte Physiotherapie können gemeinsam bei einem Patienten eingesetzt werden. Dabei ist es hilfreich, die gemeinsame Basis der unterschiedlichen Bewegungstherapien zu kennen.

Es ist leicht einsehbar, dass in der Krankengymnastik und in der Eurythmie dieselben Bewegungs-Phänomene beschrieben werden. Die Muskelphysiologie nennt die fließende Bewegung, die mit einem Minimum von Kraft entsteht, die isotone Kontraktion. Steiner unterscheidet innerhalb jeder Bewegung die drei Elemente ‹Bewegung›, ‹Gefühl› und ‹Charakter› (Kap. 4). Er schaut nicht auf den einzelnen Muskel, sondern auf den Fluss einer menschlichen Bewegung. Dabei entspricht das Element **‹Bewegung›** der fließenden, kraftfreien Leibesbewegung, die in Raum und Zeit erscheint. Die isotonische Kontraktion überwiegt bei diesem Bewegungselement, die Kraftentwicklung spielt nur eine untergeordnete Rolle. Dieser Anteil ist die Grundlage jeder Mimik, jeder Geste, jeder Bewegung. Das eurythmische Element ‹Bewegung› lässt ein fließendes, kraftfreies Bewegungsbild entstehen.

Die Anspannung der Muskeln wird in der Muskelphysiologie als isometrischer Anteil aufgefasst. Die Kraftentfaltung innerhalb der Bewegung wird in der Eurythmie als ‹**Charakter**› beschrieben, erfahren. Die Dominanz des ‹Charakters› würde sich in einem gespannten und kraftvollen, minimalem Bewegungsfluss äußern, bei der die isometrischen Kontraktionen vorherrschen.

In der Krankengymnastik ist die Beachtung der isotonen und isometrischen Bewegungsanteile entscheidend, das Bewegungselement ‹**Gefühl**›, also die Erfahrung der Umkreiskräfte wird nicht bewusst geübt. Krankengymnastik und Heileurythmie bauen gemeinsam auf den isotonischen ‹Bewegungen› und den isometrischen ‹Charakteranteilen› eines Bewegungsablaufes auf. Eine wesentliche Unterscheidung zwischen beiden Bewegungsarten ist, dass in der Eurythmie das ‹Gefühl›, also die Erfahrung des Umkreises mitergriffen, mitgestaltet werden muss. In der Kunsteurythmie wird die Erfahrung des ‹Gefühls› durch die Schleierbewegung in der umgebenden Luft gesteigert. In der Heileurythmie wird dieses Hilfsmittel nur selten benutzt. Umso notwendiger ist es, dass die primäre Wahrnehmung des ‹Gefühls› im Therapeuten geschult wurde, damit dieses Element auch in der Therapie lebt. *«Denn die anderen Arten von Gymnastik [und Krankengymnastik] tragen [...] den materialistischen Vorurteilen unserer Zeit Rechnung und gehen mehr vom Körperlichen aus. Das Körperliche wird durchaus bei der Eurythmie auch berücksichtigt. Aber es wirkt bei der Eurythmie zusammen Leib, Seele und Geist, sodass man eine beseelte und durchgeistigte Gymnastik in der Eurythmie hat»* (GA 279, 26.8.1923).

Die Bewegungselemente ‹Bewegung› und ‹Charakter› bestimmen die auf der reinen Muskeltätigkeit aufbauenden Bewegungstherapien. Erst wenn die Aufmerksamkeit bewusst auf den Umkreis, der zu der Bewegung dazu gehört, gelenkt wird, entsteht die Dimension der Beseelung und Durchgeistigung. Am Zitat wird deutlich, dass es von großer Bedeutung ist, die primären Sinneserfahrungen der Elemente ‹Bewegung›, ‹Gefühl› und ‹Charakter› in der Ausbildung des Eurythmisten systematisch zu schulen. **Seele und Geist leben wirksam in der Bewegung, wenn die primären Wahrnehmungen durch die Willenssinne durch Sinnessymbiosen zu imaginativen Farbwahrnehmungen und zu inspirativen Erfahrungen von Seelenimpulsen gesteigert werden.** Das Erleben des Druckes, des Sogs der umgebenden Luft während der Bewegung bildet dabei das Fundament der Wahrnehmung vom ‹Gefühl›. Auf diesem können sich die Sinnes-symbiontischen Erfahrungen von Form- und Farbelementen entwickeln. Hierdurch schult sich der Mensch, um für die Beseelung und Durchgeistigung der Bewegung wach zu werden.

5.2 Tanztherapie

Einen völlig anderen Ansatz verfolgt die Tanztherapie. Sie ist eine neue Therapieform, in der aus anderen kulturellen Hintergründen Bewegungen als Mittel für eine Heilung eingesetzt werden. Eine erste Beschreibung des Zusammenhanges der Heileurythmie mit der Tanztherapie haben Bräuner-Gülow und Gülow erarbeitet. Sie schreiben: «*Aus Sicht der Heileurythmie ergeben sich mit den allgemeinen Grundbegriffen zunächst interessante Parallelen* [zu der Tanztherapie]. *Bald jedoch wird schon sichtbar, wann und wo sich die Unterschiede einstellen.*» Die gemeinsamen «allgemeinen Grundbegriffe» sind die drei Bewegungselemente ‹Bewegung›, ‹Gefühl› und ‹Charakter›, auch wenn diese Tatsache in ihrer Arbeit nicht ausgeführt wird. In der hier vorgelegten Untersuchung wird für die Darstellung der Tanztherapie das Buch «Heilsame Bewegung» von Reitz et al. (2005) benutzt.

Die Therapieform der Tanztherapie und der Theatertherapie hat sich nicht aus der somatischen Medizin, sondern aus der Psychotherapie entwickelt. Ein Paradigma dieser Therapie ist die Annahme, «*dass das Seelenleben im Wesentlichen unbewusst ist*» (Solms, zitiert nach Rosky, in Reitz), ein anderes, dass «*das Ich zuerst und vor allem ein körperliches ist*» (Freud 1923). «*Die Tanztherapie basiert auf der psychoanalytischen Theorie, erweitert um das gruppendynamische Denken*» (Reitz). In dieser Therapieform wird der Körper benutzt, um tanzend die eigenen Empfindungen auszudrücken. Verborgene, unbewusste oder verdrängte Gefühle werden durch Bewegungen bewusst und aussprechbar. Die Öffnung zu diesem Unbewussten durch die Tanz- und Theatertherapie ist bei manchen Menschen leichter und unmittelbarer möglich als bei der verbalen Psychotherapie. Schwer traumatisierte Menschen – z.B. nach einer körperlichen Misshandlung oder nach sexuellem Missbrauch – können sich in der verbalen Psychotherapie nur schwer öffnen, weil das Unbewusste die eigene Sprache so manipuliert, dass der traumatisierte Bereich weiter verborgen gehalten wird. Das *«erlebte Körper-Ich»* und das *«reale Körper-Ich»* klaffen zu weit auseinander. Diese beiden Ich-Erlebnisse sollen sich durch die Tanztherapie annähern.

Das Tanzen folgt keinen vorher bestimmten Regeln, es besteht nicht der Anspruch auf eine gekonnte oder ästhetisch schöne Darstellung. Der Patient soll sich nur gemäß seinen Gefühlen, die im Moment aufsteigen, bewegen. Eine Musik kann dem Tanz unterlegt werden. Der Tänzer ist beim Tanzen nicht allein, er tanzt in einem Kreis von Mitmenschen. Diese begleiten ihn während des Tanzens empathisch, sie ermutigen ihn durch vorsichtiges Trommeln oder Singen. Bei Folgesitzungen wird der Patient, der vorher getanzt hatte, Teil dieses Umkreises sein und selber üben, andere Mitpatienten empathisch zu begleiten.

Der Ablauf muss durch eine erfahrene Tanztherapeutin, die selber psychotherapeutisch geschult ist, so gehalten werden, dass keine Überreaktionen beim Tänzer oder beim helfenden Kreis entstehen. Sie muss beobachten, wie stark «eingeengt» die Bewegungen des Tänzers sind, wie gut seine Kontaktfähigkeit zur Musik, zur Gruppe und zu sich selbst ist. Blick, Mimik, Haltung, Bodenkontakt und Wahrnehmung des Umkreises sind wichtige Kriterien hierfür. Hieran kann beurteilt werden, wie weit ein Patient seine seelischen Blockaden aufgelöst hat, wie weit sein erlebtes Körper-Ich noch von seinem realen Körper-Ich entfernt ist. Das bestimmt auch die Anzahl und Frequenz seiner Tänze.

Am Ende jedes Tanzes sprechen die Teilnehmer des Umkreises aus, was sie selber während des Tanzes in sich gefühlt und was sie beim Tänzer erlebt haben. Dadurch erfolgt eine Verstärkung der gegenseitigen Empfindungen. Der Tänzer lernt, sein eigenes Erleben ein wenig von außen zu betrachten, der Umkreis wird Spiegel und Resonanzorgan. Der Tanz kann durch Video aufgenommen werden, um Details nachträglich genauer zu untersuchen. Der Tänzer kann durch die sekundäre Beobachtung – hier wird real abfotografiert – die einzelnen Ausdruckselemente seines eigenen Tanzes ins Bewusstsein nehmen und mit der Therapeutin beschreiben lernen.

Für den Ablauf des Tanzes ist es zwar günstig, wenn die Bewegungsmöglichkeit des Körpers dem Tänzer uneingeschränkt zur Verfügung steht, wenn das Zusammenspiel von Gelenken und Muskeln unbehindert möglich ist. Aber der Tänzer wird sein Empfinden auch mit einer Bewegungsbehinderung ausdrücken können, der helfende Umkreis wird die Behinderung nicht als wesentlichen Teil des Tanzes erleben. Der Fluss der Bewegung wird nicht nach den Elementen von isotonen oder isometrischen Kontraktionen, sondern ausschließlich nach dem erfühlten Erleben beurteilt. Ziel der Therapie ist nicht die Funktionsverbesserung des Bewegungsapparates, sondern die Bewusstmachung einer seelischen Blockade. In der Regel wird der Tänzer das Bewegungselement ‹Gefühl› der Eurythmie nicht kennen. Er gestaltet seine Bewegungen allein aus seinen Empfindungen, aus den unbewussten Wünschen und Hoffnungen. Er wird dabei unbewusst fließende, schwingende Bewegungen ohne große Kraftentwicklung mit Ballungen, Anspannungen und krafterfüllter Ruhe abwechseln lassen. Hierin kann der Geschulte dann ‹Bewegung› und ‹Charakter› entdecken. Der Tänzer selbst, der Umkreis und die Therapeutin beachten diese Bewegungselemente aber allein in Bezug auf ihre empathisch miterlebten Gefühlswerte. Diese werden in Bildern beschrieben: *«In mir entstehen Bilder von Vögeln, Wolkenfetzen und Säbeln, die durch die Luft zu sausen scheinen.»* Es werden *«Sozialenergien»* freigesetzt, die dann als Impressionen vom Tänzer, vom Umkreis und der Therapeutin in Worte gefasst werden. Das Ziel ist, die Integration des erlebten Körper-Ich mit seinem realen Körper-Ich zu ermöglichen.

5.3 Heileurythmie zwischen Krankengymnastik und Tanztherapie

Die Heileurythmie kann nun unter dem Gesichtspunkt der drei Bewegungselemente ‹Bewegung›, ‹Gefühl› und ‹Charakter› in eine Ordnung mit den beschriebenen anderen Bewegungstherapien eingefügt werden: Sie nimmt eine Mittelstellung ein.

In der **Krankengymnastik** dominiert die sachgemäße Beachtung der isotonen und isometrischen Bewegungsübungen. Das Objekt des Übens ist der mechanisch messbare Freiheitsgrad seiner Bewegung oder die

Kraft, der Tonus bestimmter Muskelgruppen. Diese sollen verbessert werden. Durch das dominant somatische Konzept werden die Optionen der therapeutischen Intervention definiert und die Funktion wird durch geschulte Übungen so weit wie möglich wieder hergestellt. In der Sprache der Heileurythmie ausgedrückt: der therapeutische Ansatz benutzt das Bewegungselement ‹**Bewegung**› und ‹**Charakter**›. Die Anbindung der Therapie an den ganzen Menschen ist dadurch unvollständig, weil das Element ‹**Gefühl**› nicht bewusst mitschwingt. Diese Therapie kann zwar in Gruppen durchgeführt werden, die Teilnehmer der Gruppe sind aber im therapeutischen Prozess nicht aufeinander angewiesen.

In der **Tanztherapie** äußert der Tänzer seine unbewussten Ängste, seine inneren Hindernisse oder seine Hoffnungen durch die Tanzbewegungen. Der Tanz wird zwar fließende und kraftvoll geballte Anteile enthalten. Diese Gestaltungselemente werden aber allein auf ihre gefühlte Botschaft hin gespiegelt und bewusst gemacht. Die Gruppe ist Teil des therapeutischen Weges. Dessen Ziel ist, die unbewussten psychischen Blockaden, Verdrängungen und Ängste zu überwinden. Diese werden zunächst tanzend erlebt, dann bewusst erfahren und so weit wie möglich überwunden. Es ist ein rein psychotherapeutischer Ansatz. In der Tanztherapie wird das ‹Gefühl› während des Tanzes ganz in den Vordergrund gestellt.

Die **Heileurythmie** benutzt alle drei Einzelelemente der Bewegung für die therapeutische Aufgabe. In der eurythmischen Grundausbildung wird die primäre Sinneserfahrung von ‹**Bewegung**›, ‹**Gefühl**› **und** ‹**Charakter**› ausgebildet. Diese Elemente werden in der Heileurythmie metamorphosiert benutzt, um therapeutisch wirksam zu werden (Kap. 10).

Die Heileurythmie hat den Anspruch, durch die beseelte, erlebte Bewegung somatische Heilungsvorgänge anzuregen. Dieses Ziel wird aber nur erreicht werden, wenn der Patient durch das eigene Üben seine eigenen Seelenfähigkeiten neu erlebt und steigert. Die Therapie setzt auf der funktionalen, ätherischen Ebene an, sie entfaltet ihre Wirkung sowohl auf der somatisch-physiologischen als auch auf der seelisch-geistigen Ebene. Eine Hinführung des Patienten zum Erleben seiner Bewegungen kann gut in einer Gruppe erfolgen, die individuelle Ausgestaltung ist dann in der Einzeltherapie möglich.

Für den Heileurythmisten ist es notwendig, sich Grundkenntnisse aus dem Bereich der somatischen Medizin und der Psychotherapie zu erwerben. Der eigene Ansatz – sowohl im diagnostischen Erkennen als auch im therapeutischen Handeln – liegt aber darin, die Funktionen des Ätherleibs zu beeinflussen. Diese können in ihren Wirkungen sowohl im somatischen als auch im seelischen Bereich beobachtet werden.

Eine Gefahr soll an dieser Stelle mit genannt werden: die Heileurythmisten benutzen für die diagnostische Beschreibung der Bewegung gerne psychologisierende Kriterien anstelle der drei Elemente. Der therapeutische Ansatz kann dadurch negativ beeinflusst werden. Die Beschreibung und Beurteilung einer Bewegung nach ihrem ‹**Bewegungs-**›, ‹**Gefühls-**› und ‹**Charakteranteil**› ist die Grundlage der Eurythmie und Heileurythmie. *«Mit ‹Bewegung›, ‹Gefühl› und ‹Charakter› [muss] der Eurythmiker* ***alles*** *dasjenige erreichen, was zu erreichen ist. Das andere darf* ***alles nicht*** *in Betracht kommen»* (GA 279, 4. 8. 1922).

6. Die Konsonanten

6.1 Die Entwicklung der Eurythmiebewegung aus der Sprechbewegung. Eine Ordnung der Konsonanten

Wenn in einem Gespräch nach der Ordnung der Konsonanten gefragt wird, taucht meistens zuerst die Tierkreisordnung der Konsonanten im Bewusstsein auf. Diese ist zwar schon 1914 in Notizbucheintragungen dokumentiert (GA 277a, S. 132ff.), sie wird aber erst 1924 öffentlich in einem Vortrag (GA 279, 7.7.1924) genannt: «*Wir haben bisher unseren Ausgang genommen für die Charakteristik der eurythmischen Geste von der Lautsprache her […]. So wollen wir […] heute den Versuch machen, von der Wesenheit des Menschen auszugehen, die Formen zu suchen, die sich aus der Wesenheit des Menschen ergeben können …*» Die Eurythmie hat sich bis dahin allein aus dem Sprechen der Laute entwickelt.

Etwa gleichzeitig zu der Notizbucheintragung wird 1914 an Frau KISSELEFF die ‹Evolutionsreihe› gegeben (GA 277a, S. 59). In dieser Evolutionsreihe «*sei eigentlich alles, was zur Evolution der Menschheit gehört, enthalten*» (KISSELEFF).

Auch die Konsonantenordnung des Alphabetes soll erwähnt werden: «*Was tun Sie also, indem Sie das Alphabet aussprechen? Sie versenken sich gewissermaßen in die Form Ihres Ätherleibes und teilen sie der Luft mit. Sie bilden* [beim Aussprechen] *in der Luft ein Abbild Ihres Ätherleibes*» (GA 279, 24.6.1924). In der Tab.2 sind die verschiedenen Konsonantenordnungen zusammengestellt.

Die drei bisher genannten Ordnungen werden bei der Verwandlung der Eurythmie in Heileurythmie nicht zum Ausgangspunkt genommen. Im Heileurythmie-Kurs werden vier andere Ordnungen der Konsonanten beschrieben: Eine erste Einteilung der Konsonanten richtet sich auf den geistigen Zusammenhang: im 2.Vortrag (GA 315, 13.4.1921) wird das S als ahrimanischer Laut, das H als luziferischer und das M als mittlerer Konsonant dargestellt. Der Unterschied sei anschaubar in der Formung

Die sieben Ordnungen der Konsonanten

1. Die Tierkreisordnung:

   Die aus dem makrokosmischen Raum wirkenden geistigen, gestaltenden Kräfte, die überall in der Welt zeitlos wirksam sind.

   W – R – H – F – D/T – B/P – C – S/Z – G/K – L – M – N

2. Die Evolutionsreihe:

   B – M – D – N – R – L – G – Ch – F – S – H – T

   Die aus dem Makrokosmos verdichteten gestaltenden Kräfte treten in die Zeit, sie richten sich auf ein Werden, eine Evolution. Ein Schöpfungsbeginn erscheint.

3. Die Reihe im Alphabet:

   B – C – D – F – G – H – K – L – M – N – P – Q – R – S – T – V – W – Z

   Die kosmische Ordnung verwandelt sich in eine Ordnung, die von Menschen gemacht ist, die in der Schrift in der Entwicklung der Kultur erscheint, die aber in dieser Ordnung nicht gesprochen wird.

4. Ahrimanische und Luziferische Laute: S – M – H

   Alle Laute können ihre typische Gestalt durch ahrimanische oder luziferische Impulse verändern. Beide Kräfte sind in der Sprache (Mikrokosmos) und in allem Naturgeschehen schöpferisch wirksam.

5. Weit außen gestaltete Laute mit nachgestelltem Vokal:

   K/G – T/D – P/B – W – V – H

   Bei der eurythmischen Gestaltung ist die Außenseite der Arme betont: «Ich bin weit in der Außenwelt und fühle meine Grenzen zu ihr.»

   Näher innen gestaltete Laute mit vorgestelltem Vokal:

   M/N – L – R – F – S

   Bei der eurythmischen Gestaltung ist die Innenseite der Arme betont: «Ich erweitere meinen Innenraum in die Umwelt.»

   Die unbewusste Seelenbewegung beim Sprechen, die in der eurythmischen Gestaltung sichtbar wird. In der Sprachentwicklung verlieren die Konsonanten mit nachgestellten Vokalen am stärksten den Zusammenhang mit den menschlichen Bewegungen. Der Mensch muss daher weit aus sich herausgehen, um diese Konsonanten in der Welt aufzugreifen. In der Sprachentwicklung kann sich diese Beziehung zum Menschen wie bei dem Phi – eF verwandeln.

6. Stoßig beginnende Laute — Mittellaute — blasig beginnende Laute

   Die zeitliche Bildung der Konsonanten im Mikrokosmos der Sprachbildung.

Stoßig beginnende Laute	Mittellaute	blasig beginnende Laute
K/G – T/D – P/B	M/N – L – R	F/W – Z/S/Sch – Ch/H

   Stoßlaute beginnen im Sprechen stoßig, sie enden mehr blasend. Die Blaselaute beginnen blasend und enden mit einem leisen Stoß. Die Stoßlaute beginnen mit der Artikulationsbewegung, dann erfolgt der Atemfluss, bei den Blaselauten greift die Artikulationsbewegung in den Atemstrom. Die Mittellaute wechseln zwischen blasigen und stoßenden Anteilen rhythmisch.

7\.

Gaumenlaute	K/G – Ch/ H	Gaumen-	R – L – ng
Zahn/Zungenlaute	T/D – Z/S/Sch	Zahn-	R – L – N
Lippenlaute	P/B – F/W	Lippen-	R – L – M

   Die räumliche Bildung der Konsonanten im Mikrokosmos der Sprachbildung.

Tabelle 2

der Laute. In der weiteren Darstellung der Heileurythmie wird diese Gesetzmäßigkeit nicht Teil des therapeutischen Ansatzes.

Die nächsten drei Reihungen der Konsonanten werden im Folgevortrag beschrieben (GA 315, 14.4.1921): es gibt eine Ordnung, die auf einen geistigen, inneren Aspekt deutet, daneben eine mittlere Reihung und eine *«alleräußerste Einteilung»*. Auf diese drei Ordnungen baut der Heileurythmie-Kurs auf. Die erste Reihe (die 5. Ordnung in Tab. 2) zeigt sich an der Vokalanfügung beim Aussprechen eines Konsonanten. Der Vokal kann wie beim Ha nachgestellt oder wie beim eF vorgestellt sein. Die Verwandlung des alten griechischen Lautes Phi [Fi] mit dem nachgestelltem Vokal zum eF heute sei ein wichtiges Phänomen in der seelischen Bewusstseinsentwicklung der Menschheit. Wenn der Vokal wie beim Ha nachgestellt wird, so bemüht sich der Mensch, *«das Geistige durch die Sprache in dem äußeren Objekt aufzusuchen; indem er ein eF spricht, bemüht er sich mehr, das Geistige im Inneren nachzufühlen»*. Es soll beim Eurythmisieren eines einzelnen Konsonanten **sichtbar** zum Ausdruck kommen, ob der Laut als reine Wahrnehmung noch ganz von außen gestaltet wird (wie beim Phi oder Ha) oder ob er sich nach innen in die erkennende Seele drängt.

Die zweite Ordnung (die 6. Ordnung in Tab. 2) bezieht sich auf den **Bewegungsablauf der Konsonanten.** Die Dynamik des Luftstromes im Stauen und Bewegen wird untersucht und dann in die Eurythmie (und damit auch in die Heileurythmie) metamorphosiert. Die Polarität der Stoß- und Blaselaute wird entwickelt und dazu gesagt: ***«Denn in Bezug auf die Eigenschaften, die ich jetzt meine, muss das Eurythmische polar sich verhalten zu dem, was der eigentliche Sprechvorgang ist.»*** Als extremer Blaselaut wird das H, als deutlicher Stoßlaut das B genannt, später werden die Laute R und L als vermittelnde zwischen den beiden Extremen aufgezählt.

Die polare Sprechbewegung von Blase- und Stoßlauten soll genauer untersucht werden, um für die Verwandlung der Sprech- in die Eurythmiebewegung eine Grundlage zu schaffen: Die Lautbewegungen im Sprechen der **Stoßlaute** beginnen mit dem Stoß, der diesen Lauten den Namen gibt. Der Luftstrom wird durch eine Engstellung im Bereich vom Gaumen, den Zähnen durch die Zunge oder durch die Lippen zunächst gestaut. Der lautspezifische Verschluss wird herbeigeführt, bevor die Luft ausatmend strömt. Der Verschluss wird dann plötzlich geöffnet. Die Luft kann jetzt, geformt durch die Sprachwerkzeuge, ausströmen und der Stoßlaut klingt. Ein polarer Ablauf gilt für die **Blaselaute**. Bei diesen beginnt die Aussprache, indem die schon bewegte Luft durch die Stellung der Sprachwerkzeuge gestaltet wird. Formung und Strömen der Luft sind simultan und nicht nacheinander wie bei den Stoßlauten. Dabei benötigt der Ansatz der Blaselaute einen leisen glottalen Anstoß. Dieser Anlaut (Aleph-Laut) entsteht unterhalb der Stelle, an der die Gaumenlaute gebildet werden, nah am Kehlkopf. Derselbe Anlaut wird auch im Beginn des Aussprechens der Vokale gebildet. Er ist bei allen Blaselauten und Vokalen gleich, er gehört in den Bereich der Lautäußerungen, bevor Sprache gebildet wird. Er ist eine Vorbedingung, aber nicht Teil des Blaselautes. Die eigentliche Aussprache beginnt mit der Formung der blasenden, strömenden und schwingenden Luft. Am Ende wird die fließende Bewegung beim Sprechen eines H oder S oder F durch einen leisen Stoß, der durch das Sistieren des Luftstromes entsteht, abgeschlossen. Ohne einen solchen leise stoßenden Abschluss würde man den Sprachraum verlassen und in eine extreme Ausatmung kommen (Zehnter).

Es kann zusammengefasst werden: **Beim Sprechen beginnen die Stoßlaute stoßend und enden mehr blasend, die Blaselaute beginnen blasend, fließend, um mit einem kaum beachteten Stoß zu enden.** Dabei können beide Gruppen hart ausgesprochen werden wie das K oder Ch oder weicher wie das G oder H. Für die Mittellaute gilt, dass bei ihnen in der Lautgestaltung blasende und stoßende Elemente rasch aufeinander folgen. Sie beginnen oder enden nicht eindeutig stoßend oder blasend, beide Bewegungsanteile wechseln im Sprachablauf (GA 315, 14.4.1921).

Die *«alleräußerste»* Einteilung der Konsonanten (7. Ordnung in Tab. 2) schaut auf den Ort, an welchem diese gebildet werden. Die Stoßlaute können im Gaumen (K, G), mehr an den Zähnen (T, D) oder an den Lippen (P, B) gebildet werden. Ebenso untergliedern sich die Blaselaute als Lippen- (W, F, V), als Zahn- (Sch, S, Z) und (Gaumen-)Rachenlaute (H, Ch).

Deutlich ist, dass sich die drei zuletzt beschriebenen Ordnungen ganz aus dem Mikrokosmos des sprechenden Menschen ergeben und nicht aus der makrokosmischen Sicht.

Im Heileurythmie-Kurs ist die Bewegungsordnung der Sprache am ausführlichsten dargestellt. Deshalb soll diese zuerst genauer untersucht werden. Die Stoß- und Blaselaute (und die dazwischen stehenden Zitter-/Wellenlaute) können schematisch so gegliedert werden, dass die stoßigsten Stoßlaute und die blasigsten Blaselaute jeweils als Pole angesehen werden. Hierdurch ergibt sich die in Abb. 2 dargestellte Ordnung.

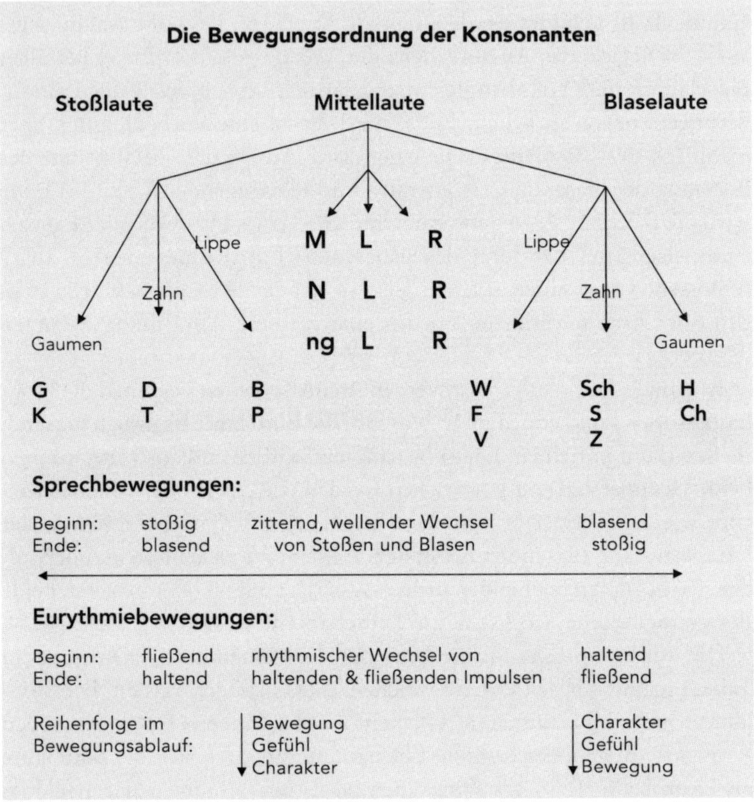

Abb. 2: Die polare Ordnung der Sprechbewegungen und der Eurythmiebewegungen der Konsonanten in der Konsonantenreihe.

Bei den Stoßlauten wandert die Lautbildung von den Rachenlauten K, G über das T, D als Zahnlaute bis hin zu dem P, B als Lippenlaute. Dabei nimmt die «Stoßigkeit» des Lautes kontinuierlich ab. Auf der Seite der Blaselaute bewegt sich der räumliche Sprachansatz im Mund auch vom Rachen zu den Lippen. Hier findet dieselbe Abschwächung der «Blasigkeit» statt: Das H entsteht im Rachen, der Ansatz für das Ch liegt schon deutlich weiter vorn. Das Sch und deutlicher noch das S und Z wird am Zahnansatz und das F und W wird mit den Lippen gebildet.

Die zwischen beiden Polen liegenden Laute werden hier **Mittellaute** genannt. Ihnen ist gemeinsam, dass sie in den verschiedenen Regionen der Sprachorgane klingen können: bei manchen Dialekten dominiert das Gaumen-R oder Rachen-R, bei anderen das Zungen-R. Eine ähnliche Verschiebbarkeit gilt auch für das L. Im Deutschen ist es ein Zahnlaut, im Englischen dagegen ein Rachenlaut. Bei Kleinkindern beginnt das Sprechen der Konsonanten mit einem Laut, der einem Lippen-R oder Lippen-L und M ähnlich ist. Diese Lippenlaute sind klanglich im Anfang kaum zu unterscheiden. Der Ort der Lautbildung verschiebt sich, nicht aber die Art der Lautbewegung. Unter dem Gesichtspunkt, dass die Lautbildung des selben Konsonanten an den verschiedenen Orten des Mundes möglich ist, bilden das M, das N und der Nasallaut ng einen direkten Übergang von den Stoß- zu den Mittellauten. Bei gleich bleibender Klangbildung entsteht durch den Wechsel des Ortes der Lippenlaut M, weiter innen der Zahnlaut N und im Rachen der Nasallaut ng.

An dieser Stelle weicht die vorgeschlagene Ordnung von der im 4. Vortrag des Heileurythmie-Kurses (GA 315, 15.4.1921) und auch im Dramatischen Kurs (GA 282) genannten Ordnung ab. Dort wird in Übereinstimmung mit dem üblichen Sprachgebrauch gesagt, dass das M und N die weichsten Stoßlaute seien. In der hier benutzten Ordnung erscheint das M und N als Übergang, sie sind die «stoßigsten» Mittellaute. Die häufig benutzte Zuordnung der Stoß- und Blaselaute zu den vier Elementen erfolgt erst im Dramatischen Kurs (GA 282, 21.9.1924). Viele Ärzte verordnen die Konsonanten als therapeutisches Mittel nach der Elementeordnung: Die Blaselaute werden mit dem Element Feuer, die Stoßlaute einschließlich dem M und N mit dem Element Erde korreliert. Das L ist der «Wasser-» und das R der Luftlaut.

Für die eurythmische Gestaltung der Konsonanten als Blase-, Mittel- und Stoßlaute wird im Kurs dann prinzipiell ausgesagt: *«denn in Bezug auf die Eigenschaft, die ich jetzt meine, muss das Eurythmische polar sich verhalten zu dem, was der eigentliche Sprechvorgang ist.»* Sprechbewegung und Eurythmiebewegung **müssen** einander polar sein. Diese Zuordnung wird sogleich deutlich, wenn beobachtet wird: **Die Stoßlaute beginnen alle in der Sprache mit dem stoßigen Anteil und enden blasend. Polar dazu beginnen die eurythmischen Bewegungen mit einem fließenden, strömenden Anfang und enden in einer Endgestalt, die einen stoßenden, ballenden Charakter haben.** Diese Ordnung gilt für die eurythmische Gestaltung aller Stoßlaute: ein strömender Bewegungsbeginn endet in einer festen Endgestalt. **Polar dazu werden die Blaselaute gestaltet: die eurythmischen Bewegungen beginnen mit der geballten, gehaltenen Anfangsstellung und enden mehr oder weniger fließend nach außen.** Die Sprachgeste ist wieder polar dazu, die Aussprache dieser Laute beginnt blasend und endet mit einem leisen Stoß. In Abb. 2 wird auf diesen Zusammenhang hingewiesen.

6.2 Eine heileurythmische Indikationsordnung der Konsonanten

Die in Abb. 2 entwickelte Bewegungsordnung der Konsonanten-Aussprache kann als eine natürliche Ordnung angesehen werden. Sie erweist ihren Nutzen, wenn die heileurythmischen Indikationen, wie sie im Kurs genannt sind, mit dieser Ordnung zusammengehalten werden. Die Sprachordnung und die gedankliche Reihung der Indikationen stützen sich wechselseitig, sie weisen auf eine Kongruenz hin.

Die Angaben, wie die einzelnen Konsonanten im Stoffwechsel wirken, sind im 4. Vortrag (GA 315, 15.4.1921) beschrieben. Im Folgenden werden also die therapeutischen Indikationen zunächst wörtlich in die vorher entwickelte Sprachordnung eingefügt. Auf die erstaunliche Symmetrie, die dabei in Erscheinung tritt, kann schon hier hingewiesen werden.

Die Aufzählung dieser Indikationshinweise wird mit den beiden extremen Stoß- und Blaselauten begonnen (Abb. 3).

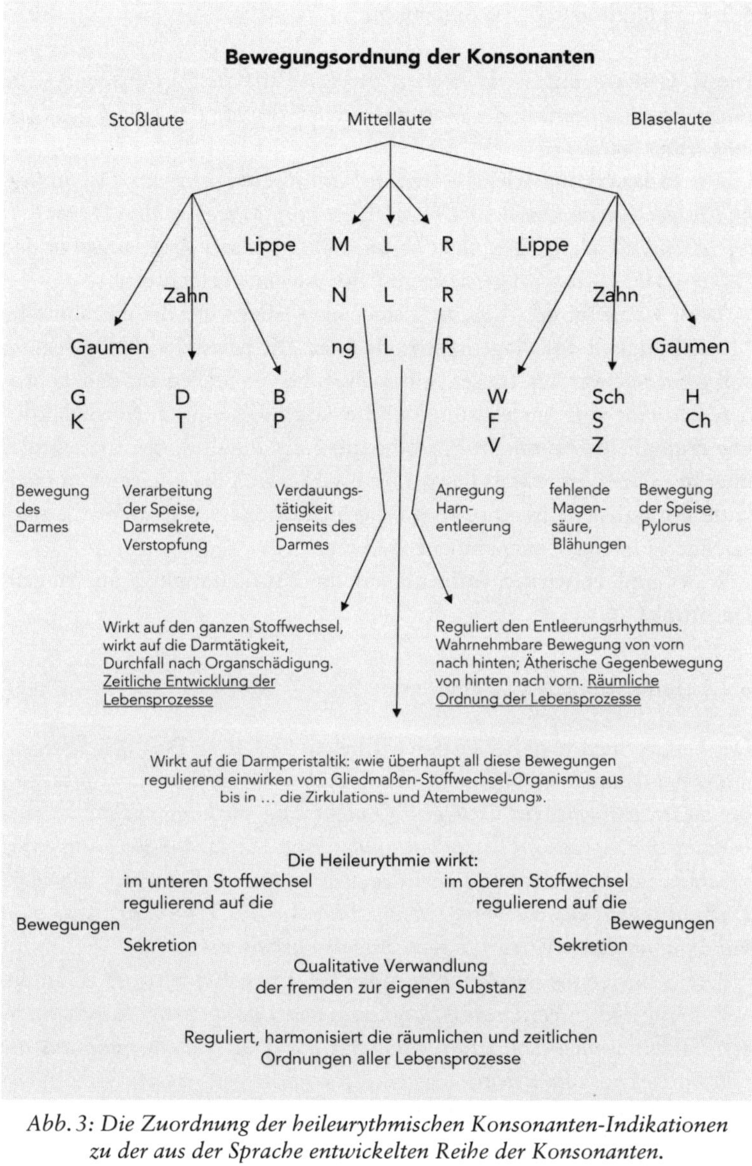

Abb. 3: Die Zuordnung der heileurythmischen Konsonanten-Indikationen zu der aus der Sprache entwickelten Reihe der Konsonanten.

6.2.1 Indikationen der Gaumenlaute

Die **K, G**-Bewegung wirkt *«schon anregend auf die Fortbewegung, die innere Mechanisierung des Darmes, welche also die Bewegung des Darmes selber fördert»*.

Die **H**-Bewegung wirkt *«stark auf die Regulierung der Darmtätigkeit in der Gegend, wo der Übergang ist vom Magen in den Darm [...] wenn jemand die Speisen nicht heraus bekommt aus dem Magen in den Darm»*. Der Laut wird gerne beim Pylorospasmus eingesetzt.

Beide Laute wirken – an verschiedenen Orten – auf die mechanische Muskeltätigkeit des Magen-Darm-Traktes. Die peristaltische Bewegung soll gefördert werden. Diese ergibt sich an beiden Stellen aus dem geordneten Ablauf von Anspannung und Loslassen. Die durch Muskelaktionen ermöglichte **räumliche Fortbewegung** des Inhaltes, des Speisebreies oder der Fäzes, ist jeweils gestört und wird durch die polaren Gaumenlaute normalisiert. In Abb. 3 sind die Indikationen in Kurzform aufgezeichnet, um eine Übersicht zu erleichtern.

K, G und H wirken ordnend auf die Muskeltätigkeit im Magen-Darmtrakt.

6.2.2 Indikationen der Zahnlaute

Der Unterschied vom bisher beschriebenen G, K zum D, T wird betont: *«dass bei D und T mehr eine Wirkung in dem Verarbeiten der Speise selber da ist, während bei G, K und Q mehr eine Wirkung auf die Fortbewegung der Speisen im Darm vorhanden ist.»* Die **D, T**-Bewegung wirkt *«stärkend auf die Darmtätigkeit, und zwar insbesondere auf diejenige Darmtätigkeit, die im Verstopftsein zum Ausdruck kommt. Also man kann da manchen Verstopfungen entgegenarbeiten.»*

Die **S**-Bewegung wird angewendet bei Erwachsenen und Kindern, *«die mangelhafte Verdauungstätigkeit zeigen und dadurch Kopfschmerzen haben; denn besonders regulierend wirkt diese Bewegung auf die Gasentwicklung im Darm»*.

Die **Sch**-Bewegung als der «weichere» mittlere Blaselaut wirkt *«auf den Magen ..., die Anfangspartien des Darmorganismus»* in solcher

Art, dass *«sich zum Beispiel Magensäure leicht entwickelt und dergleichen»*.

Die Verstopfung, die durch das T behandelt werden soll, ist durch eine mangelnde Ausscheidung von Verdauungssekreten und Darmschleimen bedingt. Die für das S beschriebene Störung, die mit Gasbildung und Kopfschmerzen verbunden ist, wird mit Bittermitteln als Medikament therapiert. Dadurch wird die Ausscheidung der Verdauungssekrete im Bereich der Galle und der Bauchspeicheldrüse angeregt. Das S stärkt dieselbe Funktion: Bei dem Sch als weicher Laut wird die Magensäure «und dergleichen» als Ziel der therapeutischen Wirkung genannt.

T und D, S und Sch wirken auf die exkretorischen Drüsensekretionen des Magen-Darmtraktes. Durch diese Sekrete kann die Fremdheit der Nahrung überwunden werden. Sie sind die Voraussetzung für eine gesunde Aufnahme der Nahrung.

Sowohl bei den Zahn- als auch bei den Gaumenlauten wird auf eine Unterscheidung zwischen den Stoß- und Blaselauten hingewiesen. Die Wirkungen der Blaselaute, also vom H und vom S sollte im Magen und oberen Darm ansetzen. Der Wirkort der Stoßlaute ist weiter unten, im Dickdarm angesiedelt. Dies sind die einzigen Hinweise für die unterschiedliche Wirkung von Stoß- und Blaselauten.

6.2.3 Indikationen der Lippenlaute

Das **B, P** wirkt *«tatsächlich zurück auf die innere Verdauung, auf alles dasjenige, was Verdauungstätigkeit ist in den Blutgefäßen, was Verdauungstätigkeit ist aber namentlich in den Nieren. Also wenn es sich Ihnen darum handelt, die Nierentätigkeit zu regulieren, dann würden Sie solche Bewegungen ausführen lassen.»*

Die **F**-Bewegung *«wirkt anregend auf die Harnentleerung»*. Es ist kein weiterer Hinweis gegeben, um welche Art der Nieren- oder Blasenstörung es sich handelt. Das W als weicher geblasener Lippenlaut wird im Kurs nicht erwähnt.

Gemeinsam ist den beiden Lippenlauten B und F, dass jeweils der Niere-Blasen-Trakt genannt wird. Das physiologische Korrelat für B ist klar beschrieben: jenseits der Darmwand, im Blut, in Beziehung zu den Nieren.

Von den einfachen **Muskelbewegungen** im Stoffwechsel (K + H) führte die Reihe der Indikationen zu den **Sekretionen,** die in das Darminnere hinein ausgeschieden werden und die Verarbeitung der Nahrung anfänglich ermöglichen (T + S, Sch). Wenn der Weg der Nahrungsverarbeitung im Organismus weiter verfolgt wird, muss die Verschiebung der abgebauten Nahrungssubstanz aus dem Darm in das Blut und in die Eigensubstanzbildung untersucht werden. Dieser physiologisch notwendige Schritt wird auch in der Reihe der Indikationen für die Lippenlaute eingehalten. Der Übergang der Substanzen durch die Darmwand und in das Blut hinein wird als Indikation angegeben.

Die Stellung der Niere in dieser Verwandlung der Nahrung *«jenseits der Darmwand»* wird von Steiner ausführlich in einem allgemeinen Mitgliedervortrag (GA 218, 22.10.1922) und kurz danach in einem Ärztevortrag (GA 314, 27.10.1922) beschrieben. Der Inhalt dieser Vorträge soll kurz referiert werden, um die therapeutische Möglichkeit der Lippenlaute besser begründen zu können.

Im Darm besteht der Speisebrei noch aus Substanzen, die viel von der ursprünglichen Lebendigkeit enthalten. Dies gilt auch dann, wenn der ursprüngliche Zustand durch Kochen und andere Zubereitungen schon verändert wurde. Der Nahrungsbrei zeigt noch lange Eigenschaften, die auf die Lebendigkeit der Nahrungsmittel hinweisen. Die spezifischen Spuren der Lebendigkeit müssen in dem oberen Magen-Darm-Trakt vollständig abgebaut, vernichtet werden. Der Speisebrei muss «mineralisch-flüssig» werden. Diese «Mineralisierung» ist die Voraussetzung für alle folgenden Schritte. In beiden Vorträgen wird beschrieben, dass der Substanzstrom danach über die Darmgrenze hinweg in das Blut gehoben wird. Dabei wird die mineralisch-flüssige Substanz neu belebt. Diese Verwandlung geschieht in einem Kraftfeld, das sich zwischen dem **Herzen und der Lunge** entfaltet. Diejenigen Substanzen, die nicht verlebendigt werden können, werden durch den Darm ausgeschieden oder ausgeatmet. Danach führt der Organismus den Substanzstrom im Blut in ein nächstes Spannungsfeld, das sich zwischen **Gehirn und Nieren** ausdehnt. Hier werden die Substanzen weiter verwandelt, sie gewinnen dadurch eine seelentragende, seelenfähige Qualität. Die Substanzanteile, die nicht genügend in diese Qualitätsstufe emporgehoben werden können, müssen durch die Niere im Urin ausgeschieden werden. Zuletzt verwandeln sich die ursprünglich fremden Stoffe noch weiter: in dem Kraftfeld zwischen **Sinnesorganen** und der **Leber** gewinnen sie endlich ihre Ich-Beziehung, ihre Ich-Offenheit. Mit der Galle werden Substanzen, die die qualitative Steigerung zur Ich-Fähigkeit noch nicht erreicht haben, ausgeschieden und erst später wieder aufgenommen. Die Steigerung der Substanz von einer mineralischen zu einer ich-fähigen Qualität ist damit abgeschlossen. Die Substanzen, die so zum individuellen Menschensein befähigen, können nun vom Ich für den Aufbau in allen Organen verwendet werden. In dem 6. Ärztevortrag, der parallel zu dem Heileurythmie-Kurs gehalten wird, wird dieser aufsteigende Substanzstrom, der im Blut stattfindet, als die *«labile Eiweiß-Organisation»* bezeichnet (GA 313, 16.4.1921). *«In der Gewebeflüssigkeit findet ein fortwährendes Aufnehmen und Zerstören des in der Nahrung befindlichen Eiweißes statt»* (GA 313, 16.4.1921).

Die zitierte Verwandlungsreihe der Substanzen ist ein Ergebnis der Geistesforschung. Es muss noch gründlicher ausgearbeitet werden, welche physiologischen Korrelate gemeint sind, wenn von den Spannungsfeldern «Herz und Lunge», «Gehirn und Niere», «Sinnesorgane und Leber» gesprochen wird.

Im Heileurythmie-Vortrag werden aus dieser Substanzmetamorphose nur zwei Teilbereiche genannt: «jenseits der Darmwand» und «Niere». Es besteht aber kein Zweifel, dass dieselbe Verwandlungsreihe gemeint ist. Sie geht vom Darm aus und führt den Substanzstrom durch das Blut in den Wirkbereich von Lungen-, Nieren- und Leberprozessen. Auf diese Prozessfolge wird hingewiesen, wenn gesagt wird: Das B, P wirkt *«tatsächlich zurück auf die innere Verdauung, auf alles dasjenige, was Verdauungstätigkeit ist in den Blutgefäßen, was Verdauungstätigkeit ist aber namentlich in den Nieren. Also wenn es sich Ihnen darum handelt, die Nierentätigkeit zu regulieren, dann würden Sie solche Bewegungen ausführen lassen.»*

Aus Gründen der inneren Symmetrie der ganzen Reihe kann angenommen werden, dass die Art der Wirksamkeit des B, P auch für den

Lippen-Blaselaut F gilt. Im Vortrag wird für denselben nur die Harnbildung als Teil der oben vollständig genannten Reihe genannt. Welche Störung der Harnbildung oder Harnentleerung gemeint ist, erschließt sich nicht aus dem Text. Auch eine Unterscheidung zwischen der Wirkung des Stoß- und Blaselauts wird im Text offen gelassen.

Das B, P und das F bewirken den Übergang der Substanzen von einer fremden mineralischen Qualität in eine solche der Ich-Offenheit. Dieser ich-geprägte Substanzzustand wird an anderer Stelle als reine Wärme bezeichnet (GA 230, 10.11.1923). **Die Substanzen haben noch keine spezifischen Organprägungen. Es ist ein ich-geprägtes Material entstanden, das für alle Aufbauprozesse im Organismus zur Verfügung steht. Die ich-fähige Substanz kann für den Aufbau der Knochen oder für die Regeneration der Leber oder des Gehirns eingesetzt werden. Immer muss aber die Ich-Prägung des Organismus gewahrt bleiben, der Ätherleib muss die Prozesse des Aufbaus schrittweise durchführen.**

6.2.4 Indikationen der Mittellaute

Zuletzt sollen die Mittellaute betrachtet werden. Dabei wird mit dem Laut, der innerhalb der Ordnung ganz in der Mitte steht, begonnen. Die **L-Bewegung** regt den Organismus an, von dem «*Gliedmaßen-Stoffwechsel-Organismus bis in dasjenige, was [...] das daran Anschließende ist, die Zirkulation und auch die Atmungsbewegung*». Bei den bisherigen therapeutischen Angaben lag das Ziel der Einwirkung im Bereich der Substanzen, die mit der Ernährung zusammenhängen: von der Bewegung des Speisebreis im Darm über den Abbau der fremden Nahrungsstoffe durch Sekrete bis zu der Metamorphose zur Eigensubstanz hin. Bei der L-Bewegung wird darauf hingewiesen, dass der Aufbau weit über den Stoffwechsel hinaus reicht: bis in die Zirkulation und die Atmung.

Das **R** wird in einem anderen Duktus beschrieben: «*Es ist ja ganz besonders interessant, wenn man sieht, wie die Bewegung, die als Darmbewegung vorschreitet von vorne nach rückwärts, auslöst eine Bewegung, ein im Ätherleib Vorschreiten von rückwärts nach vorne, die sich dann an der Bauchwand bricht, ... verschwindet. ... Und diese*

Tätigkeit, die der physischen Bewegung entgegengesetzt ist, wird insbesondere angeregt ... bei der R-Bewegung.» Gegenüber den bisherigen Beschreibungen tritt jetzt das sinnlich beobachtbare Symptom zurück, ein Gegenprozess wird hervorgehoben. Dazu gehört die Tatsache, dass alle erkennbaren Bewegungen der inneren Organe und der Gliedmaßen immer auch ihre Gegenprozesse haben. Überall finden unbewusste Ausgleichs- und Gegenbewegungen statt. Diese unbeobachteten Elemente werden ‹ätherisch› genannt. Durch das R werden nicht die Bewegungen selber (wie durch K und H), sondern die inneren, unbeobachteten Gegenbewegungen und Gegenprozesse angeregt, um dem Aufbau des Organismus zu dienen. Bewegung und Gegenbewegung weisen auf eine räumliche Orientierung zueinander hin. Es ist zu vermuten, dass das R die Möglichkeit verbessert, dass der Organismus überall die Bewegungen und die Gegenbewegungen in einem ausgeglichenen Verhältnis hält. Der Wortlaut des Vortrages ist offen für eine enge oder weiter gefasste Auslegung.

An dieser Stelle soll das **M** als Übergang von den Stoß- zu den Mittellauten, zusammen mit dem härteren **N** und dem nasalen **ng** genannt werden. Es wurde schon darauf hingewiesen, dass diese Laute durch dieselbe Sprechbewegung an unterschiedlichen Orten gebildet werden. Zugleich wird angenommen, dass das M und N als weicherer und härterer Laut eine ähnliche Indikation haben.

Der Indikation der **M-Bewegung** wird insofern eine Sonderstellung eingeräumt, als nur an dieser Stelle auf eine zeitliche **Entwicklung** des Organismus hingewiesen wird: M *«wirkt im Grunde genommen auf den ganzen Stoffwechselorganismus, auf den Gliedmaßenorganismus, und [...] im Entwicklungsalter der Kinder»*. Glas schreibt hierzu: *«In erster Linie wurde das M angegeben für Kinder im Reifealter, die irgendwie überwältigt wurden von dem Ansturm neuer Triebe und Gefühle. Das Wesen dieses Übels ist, dass die ordnenden Kräfte dem Ansturm von unten nicht gewachsen sind.»* Das *«Entwicklungsalter der Kinder»* ist natürlich mehr als nur die Pubertät mit ihren spezifischen Problemen. Auch an dieser Stelle wird eine spezielle Angabe wieder verallgemeinert: Die Wirkung der M-Bewegung betont die Möglichkeit, die zeitlichen Ordnungen der Aufbauprozesse zu beeinflussen. Gegenüber dem R, bei dem der räumliche Aspekt im Kurs betont wird, wird hier auf die zeitliche Ordnung hingewiesen.

Das **N** wird im 6. Vortrag, vor und nach der Beschreibung des Turnens genannt. Die N-Bewegung wirkt *«stärkend auf die Darmtätigkeit in der Richtung, dass man sie anwenden soll bei Neigungen zur Diarrhoe»*. Wieder wird nur ein Symptom, nicht die zugrunde liegende Störung genannt. Am Morgen desselben Tages beschreibt Steiner im Ärztevortrag ausführlich die Diarrhoe: Die ‹**oberen Kräfte**› sollen bewirken, dass die fremde Nahrung abgebaut wird. Ein Mangel dieser Kräfte führt dazu, dass die Substanzen zu stark fremd-lebendig bleiben, dadurch treten Symptome von Durchfall – bis zum Zerfall der Darmschleimhaut bei den ruhrartigen Erkrankungen – auf. Das Auflösen der eigenen Organstruktur erfolgt durch eine Dominanz der ‹**unteren Prozesse**›. Die ‹oberen Kräfte›, die hier auch arsenisierende Kräfte genannt werden, sollen durch das Medikament Arsen intensiviert, das Fremdleben soll abgetötet und die Diarrhoe gestoppt werden. Wenn die beiden Schilderungen vom Heileurythmie-Kurs und Ärztevortrag zusammengehalten werden, ergibt sich der zeitliche Ablauf: Das Krankheitssymptom Durchfall entsteht durch die Dominanz des ‹unteren› – und die relative Schwäche des ‹oberen Menschen›. Das Arsen verstärkt die ‹oberen Kräfte› und leitet damit das Gleichgewicht ein, es kann aber die Schädigung des Darmes selber nicht heilen. Die eigentliche Organheilung kann durch das N bewirkt werden. Es ruft den aufbauenden ‹unteren Menschen› als Gegenprozess zum Arsen herbei.

Wieder kann ein Zeitprozess wie beim M beobachtet werden: das therapeutische Ziel ist nicht auf die Krankheit selber gerichtet, sondern ein Folgeprozess soll geordnet werden. Die Ersttherapie ist das Arsen, die eigentliche Heilung wird durch den nachfolgenden Gegenprozess angeregt. Der im Kurs gegebene Wortlaut gibt keinen Hinweis für einen Zeitprozess, der durch das N beeinflusst wird. Die geordnete Ganzheit fordert allerdings diese Ergänzung: **das N ist überall dort indiziert, wenn vorherige therapeutische Maßnahmen die Gefahr zeigen, überschießende Reaktionen auszulösen. Die N-Bewegung ordnet die nacheinander notwendigen Therapiephasen.**

6.3 Zusammenfassung

Die Konsonanten ordnen sich unter dem Gesichtspunkt der Sprechbewegungen zwischen Blasen und Stoßen in eine gedanklich nachvollziehbare Reihe. Sie wirken alle aufbauend vom Stoffwechsel aus. In Abb. 3 ist diese zusammenfassend dargestellt.

1. **Die Gaumenlaute K, G + H wirken auf die Bewegung des Darmtraktes.**
2. **Die Zahnlaute T, D + S, Sch wirken auf die Bereitstellung der Verdauungssekrete im gesamten Verdauungstrakt. Diese sind notwendige Hilfsmittel, um die Fremdnatur der Nahrung zu überwinden.**
3. **Die Lippenlaute P, B + F wirken auf die Kräfte im Organismus, die Substanzen vom Mineralischen schrittweise in eine Ich-Qualität zu veredeln. Die zuletzt entstehende ich-fähige Substanz ist noch ungestaltet. Sie kann in jede spezielle Organsubstanz verwandelt werden. Sie kann für den Aufbau von Blut oder Knochen, von Leber- oder Nervengewebe verwendet werden. Diese Spezialisierung der allgemeinen Substanz wird in dem nächsten Schritt geleistet.**
4. **Die Kraft, die aus der allgemeinen menschlichen (ich-fähigen) Substanz den Aufbau der einzelnen Organe ermöglicht, wird durch die Übergangs- und Mittellaute M, N + R + L gefördert. Als Beispiel hierfür kann die Heilung eines Knochenbruches angenommen werden. Der Ätherleib muss die Kraft haben, den Knochenaufbau an der beschädigten Stelle zu betreiben, nicht allgemein im Knochensystem. Dieser räumliche Aspekt wird beim R betont. Der Ätherleib muss darüber hinaus auch die Zeitprozesse der Heilung führen. Der Abbau der geschädigten Knochensubstanz einerseits und der Aufbau des neuen Kallus andererseits erfolgen geordnet. Dieser zeitliche Aspekt wird beim M betont, für das N wurde auf die Zeitfolge der verschiedenen Therapiephasen hingewiesen. Beim L als zentralem Konsonant werden alle aufbauenden Ätherleibprozesse aktiviert: von der Blutbildung bis zur Knochenheilung, von der Heilung der Nerven und Sinnesorgane bis zu der Regeneration der Stoffwechselorgane.**

6.4 Wie wirken die Blaselaute, wie die Stoßlaute im Organismus?

Die Unterscheidung der Blase- und Stoßlaute fällt bei der Beobachtung der Sprechbewegung und der eurythmischen Bewegung leicht: Die Reihenfolge der blasenden und stoßenden Anteile im Sprechen sind deutlich zu erkennen. Auch der Ablauf von ‹Bewegungs-› und ‹Charakterelementen› im Eurythmisieren beider Lautgruppen zeigt die polare Stellung. Dagegen ist die **Unterscheidung der Indikationen** der Blase- und Stoßlaute nicht einfach. Bei der Beschreibung der einzelnen Laute wurde schon darauf hingewiesen, dass die Stoßlaute K, G für Bewegungsstörungen im unteren Darmbereich eingesetzt werden, der Blaselaut H dagegen im Magenbereich. Ebenso sind die Stoßlaute T, D für Sekretionsstörungen im Dickdarm, die Blaselaute S, Sch für solche im Magen und Zwölffingerdarm indiziert. Diese beiden Stellen sind die einzigen Hinweise im Heileurythmie-Kurs, wie die Indikationen von Stoß- und Blaselauten unterschieden werden können. Diese Aussagen sollen deshalb wieder vorsichtig verallgemeinert werden: die Stoßlaute scheinen weiter unten im Leibe zu wirken als die Blaselaute.

Der Aufbau im menschlichen Leibe benötigt unterschiedliche Qualitäten, je nachdem der nährend aufbauende Substanzstrom im Nerven-Sinnessystem oder im Stoffwechsel betrachtet wird. Die Sinnesorgane und das Gehirn benötigen eine andere Substanzqualität als die Muskulatur etc. für Erhaltungs- und Wachstumsvorgänge. Alle Konsonanten haben in ihrer Wirkung mit dem Aufbaustrom zu tun: die **Blaselaute** fördern möglicherweise den Aufbau im Haupt und den kopfnahen Prozessen, die **Stoßlaute** im unteren Körperbereich. Dann kann verallgemeinert werden:

1. **Die Kraft für Bewegungen wird gefördert:**
   - **im Stoffwechsel durch die Stoßlaute K G,**
   - **im Nerven-Sinnessystem durch den Blaselaut H.**
2. **Der Aufbau von Sekreten und Funktionssubstanzen wird gefördert:**
   - **im Stoffwechsel durch die Stoßlaute T D,**
   - **im Nerven-Sinnessystem durch die Blaselaute S Sch.**

3. **Der Aufbau von Eigensubstanz wird gefördert:**
   - **bis zur lebendigen Qualität und zur Seelenfähigkeit durch die Stoßlaute P, B,**
   - **bis zur Ich-Fähigkeit durch den Blaselaut F.**

4. **Der Aufbau der Organsubstanzen wird geordnet:**
   - **räumlich durch das R,**
   - **zeitlich durch das N, M.**
   - **Das L steht im Zentrum aller aufbauenden Lebensprozesse. Es integriert den gesamten Aufbau im Organismus. Es aktiviert den Quellpunkt des Neu-Werdens.**

Die Wirkung aller Konsonanten muss eine Korrespondenz mit **allen** Aufbauprozessen im menschlichen Organismus haben. Diese Ganzheit der aufbauenden Stoffwechselprozesse ist in dem Heileurythmie-Kurs nur dann zu erkennen, wenn keine wortwörtliche Interpretation des Textes zugrunde gelegt wird, sondern die einzelnen Angaben als Beispiele aufgefasst werden. Die hier vorgelegte Konsonantenordnung weist auf die Ganzheit des Aufbaues im Organismus hin. Sie ergibt sich einerseits aus der Ordnung der Sprechbewegung, andererseits aus der Ordnung der Aufbauvorgänge, die durch die Verwandlung der Nahrung ermöglicht wird. Die Ganzheit der Aufbauprozesse im Organismus wird in die einzelnen Lebensprozesse «Erhaltung», «Wachstum» und «Reproduktion» gegliedert (GA 170, 15.8.1916). Die physiologischen Abläufe dieser Lebensprozesse sind früher dargestellt worden (Laue 2000).

7. Die Vokale

7.1 Vokalordnungen bei Rudolf Steiner

Die bekannte Vokalordnung **A, E, I, O, U** taucht in verschiedenen Vorträgen bei Steiner auf. Die Reihenfolge gewinnt eine erstaunliche Bedeutung in der Aussage: *«Man bekommt da den Eindruck eines frischen, ursprünglichen Menschen, wenn man nur die fünf Vokale* ***nacheinander*** [in der bekannten Reihenfolge] *auf sich wirken lässt. Der Mensch gebiert sich eigentlich in seiner Würdigkeit wieder, wenn er diese fünf Vokale mit vollem Bewusstsein [sprechend] … herauskommen lässt»* (GA 279, 24. 6. 1924). Auch im Kurs für die Sprachgestaltung wird die Vokalfolge in dieser Reihenfolge aufgebaut: *«Achten Sie auf das A. Das Kind kann es: man reißt den Mund auf und schickt den Sprachstrom durch; das macht das Kind gern. A ist am wenigsten konfiguriert, beim U dagegen müssen Sie die Lippen spitzen, nicht nur plastisch gestalten, sondern am meisten konfigurieren. Die anderen Vokale liegen dazwischen. Wenn Sie die einfachen Prozeduren beim A modifizieren, mehr zusammenhalten, kriegen Sie E, noch mehr zusammenhalten: I, und wenn Sie die Lippen zu Hilfe nehmen und damit einen Kreis bilden: O. Da brauchen Sie aber noch nicht die Lippen zu spitzen, sondern erst beim U»* (GA 280, S. 67). Diese übliche Reihenfolge steht auch bei den Therapieempfehlungen bei Bort und Glas ganz im Vordergrund.

Umso auffälliger ist es, dass an einzelnen Stellen eine andere Reihung der Vokale benutzt wird. Es handelt sich um die Vokalfolge **A, E, O, U, I** oder umgekehrt **I, U, O, E, A**. In den pädagogischen Vorträgen heißt es: *«Aber in* ***dieser*** *Reihenfolge […]: A – E – O – U – I werden die Vokale durchschnittlich normal angeeignet vom Kinde»* (GA 305, 24. 8. 1922). Ein weiterer Hinweis findet sich auf einem Notizblatt im Zusammenhang mit einer esoterischen Übung, um innere Ruhe zu gewinnen: «**I, U, O, E, A.** *Die Vokale* ***in dieser Reihenfolge*** *müssen nur innerlich zum Tönen gebracht werden, so dass sie immer mehr Kräfte* *gewinnen und schaffend auch das physische Ohr erfüllen von innen nach außen – Christus spricht»* (GA 267, S. 453, ca. 1923). Das innerlich-meditative Tönen dieser Vokalfolge lässt innere Ruhe entstehen und fördert die geistige Entwicklung des Menschen auf seinem Wege zu höheren Fähigkeiten.

Die normale Reihenfolge A, E, I, O, U scheint einerseits dem räumlich-physischen Ablauf der Lautbildung vom Rachen-A bis zum Lippen-U zu entsprechen und ergibt sich andererseits aus dem seelischen Mitempfinden: Im staunenden A strömt kindliche Sympathie in die Welt. Im E zeigen sich die abgrenzenden, abwehrenden Kräfte, die ein Selbsterleben ermöglichen. Im I kehrt der Mensch zurück *«in eine nun aus Freiheit gewollte Einheit mit der Welt [...], als Seele erfühlt sich der Mensch im O»* (Bort, S. 52), im U erscheint die Furcht und Sehnsucht nach einer weiteren Entwicklung. Die Bedeutung dieser Lautfolge und die dazu gehörenden Gemütsstimmungen sind auch bei Barfod (1999) ausführlich geschildert.

Die ungewohnte Folge von **A, E, O, U, I** weist auf eine andere Gesetzmäßigkeit hin. Bei der normalen Folge kann die räumliche Ordnung und das seelische Mitklingen erlebt werden. In dieser Reihe tritt ein lebendiger Zeitprozess in Erscheinung: einerseits im Spracherwerb während der Entwicklung des Kindes und andererseits in dem langsamen Erwerb eines höheren Bewusstsein. Diese «lebendige» Reihenfolge zeigt sich auch, wenn die Bewegungen beim Aussprechen der Vokale genauer untersucht werden: das A als urtümlichster Vokal kann einerseits mit gerundeter Zunge in O und U, andererseits mit gerader Zunge in E und I verwandelt werden (Abb. 4a + 4b).

Die Darstellung im Heileurythmie-Kurs knüpft an diese Vokalfolge an: die ungewohnte Reihe (in umgekehrter Folge): **I, U, O, E, A** taucht im 2. Vortrag zweimal auf: zuerst in der Ordnung, wie die Vokale eingeführt werden, dann in der zusammenfassenden Aufzählung: ***«Das I offenbart den Menschen als Person, das U offenbart den Menschen als Mensch, das O offenbart den Menschen als Seele, das E fixiert das Ich im Ätherleib, ... das A wirkt der tierischen Natur im Menschen entgegen»*** (GA 315, 13.4.1921). In dieser Aufzählung wirken alle Vokale auf verschiedene Wesensglieder des Menschen: auf den Menschen als

Mensch (Bewusstseinsseele), als Person (Verstandesseele), als (Empfindungs-)Seele, auf den Ätherleib, nur das A wird mit anderen Kategorien beschrieben. Worauf aber wird in dem Merksatz *«das A wirkt der tierischen Natur im Menschen entgegen»* hingewiesen? Das A hat eine Sonderstellung, da an anderer Stelle für die Eurythmisten betont wird: ***«Das A ist der Mensch in seiner höchsten Vollendung»*** (GA 279, 24.6.1924). Das A bezieht sich auf eine im lebendigen Leib stattfindende Entwicklung, die vom mineralisch-physischen Sein ausgeht, diesen Zustand überwindet und sich in das Lebendige und Tierisch-Astrale weiterentwickelt, um zur Höhe der menschlichen Ich-Organisation – *«dem Menschen in seiner höchsten Vollendung»* – aufzusteigen.

Aus den Indikationen ergibt sich eine weitere Untergliederung: Das I und U werden gemeinsam für ein Problem des Gehens und des Stehens genannt, das O und E werden mit polaren Wirkungen für den Ernährungszustand beschrieben. Das A steht alleine da, es hat keinen Partner. Diese Reihenfolge der Vokale I-U, O-E und A hat also neben ihrer besonderen Bedeutung für lebendige Entwicklungsprozesse auch eine Erkenntnisaufgabe für die Therapie. Die Diphthonge Au und Ei werden im Heileurythmie-Kurs nicht erwähnt.

7.2 Wie hängen die Sprechbewegung und die Eurythmiebewegung bei den Vokalen zusammen?

Die eurythmische Gestaltung der **Konsonanten** ergibt sich aus dem Gesetz der Polarität: Die Ordnungen der Gebärden-Bewegungen sind polar zu den Bewegungen beim Aussprechen der Laute. Diese Gesetzmäßigkeit ergibt sich klar aus dem Heileurythmie-Kurs und ist dieser Darstellung (6. Kapitel) zugrunde gelegt worden. Für die **Vokale** ist ein solcher Zusammenhang zwischen dem Fluss der Sprache und der Eurythmiebewegung bisher wenig beachtet. Um Materialien zu dieser Frage zusammenzustellen, wird zunächst die Sprechbewegung der Vokale genauer dargestellt.

Die Lautfolge der Vokale als eine einfache Reihe vom A zum U, wie sie vielfach betrachtet wird, muss dafür verlassen werden. Die folgende Darstellung benutzt Darstellungen aus dem Lehrbuch «Einführung in die Phonetik» von Pompino-Marschall und dem «Lehrbuch der Phoniatrie und Pädaudiologie» von den Autoren Wendler, Seidner und Eysholt.

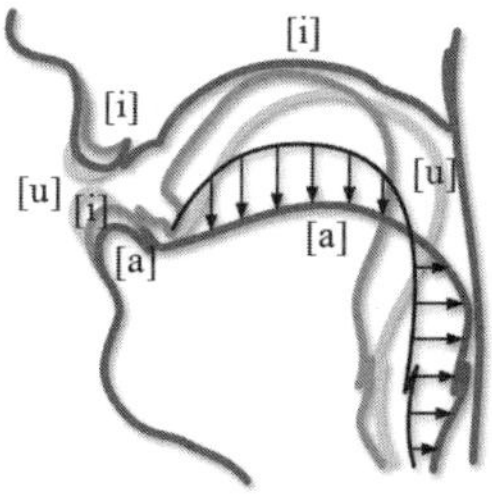

Abb. 4a:
Die Stellung von Rachen, Zunge und Lippen bei der Artikulation der reinen Vokale.

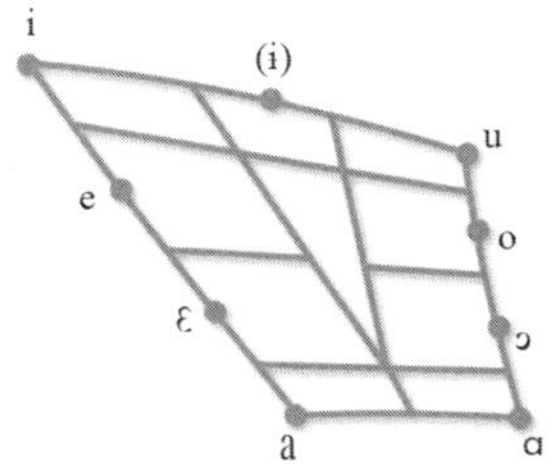

Abb. 4b:
Schematische Darstellung: Orte der Vokalbildung im sog. Vokal-Viereck.

Nach Pompino-Marschall, © Copyright by Walter de Gruyter 1995

Die **reinen Vokale** sind in der deutschen Sprache klar erkennbar, in vielen anderen Sprachen treten sie vermischter auf. Die Vokale entstehen beim Sprechen aus den Schwingungen der Luft, die sich im Sprachraum ergeben. Nur ist dieses Schwingen nicht festgelegt wie in einer Orgelpfeife, weil die Gestalt und Größe des Raumes, in der die Schwingung entsteht, in vielerlei Weise variabel ist. Der Sprachraum zwischen dem Kehlkopf und den Lippen wird für jeden Vokal neu geformt. Grob vereinfacht sind dabei zwei Raum-Anteile zu unterscheiden: Einerseits die vertikale Gestalt des Sprachraumes zwischen Kehlkopf und Rachendach, andererseits der horizontale Anteil vom Zäpfchen hinten bis zu den Lippen (Abb. 4a). In diesen beiden Räumen entstehen durch die Luft Schwingungsbänder, die **Formanten** genannt werden. In der Grafik Abb. 5a und 5b werden die beiden Formanten und ihre Frequenzen für die reinen Vokale angegeben.

Das A klingt, wenn der unterste Rachenraum weit verschlossen wird und durch eine niedrig gestellte Zunge der davor liegende Sprachraum weit geöffnet wird. Dadurch ist das A der offenste Vokal. Das offene ɑ (wie in Saat) entsteht am weitesten hinten, das kürzere a (wie in satt) wird etwas weiter vorn gebildet. Zwischen dem ganz offenen und dem ganz geschlossenen A liegen Übergänge (Abb. 4 b). Von diesen einfachen A-Tönen ergeben sich nun zwei verschiedene Folgeentwicklungen. Für die Bildung des I wird der untere Rachenraum, der beim A eng gestellt war, geöffnet, die Zunge wird dem vorderen Gaumen angenähert, sie erreicht hier ihre höchste Stellung und verengt am Rachendach den schwingenden Raum. Gleichzeitig wird der Mundraum durch die Lippenstellung geringfügig verlängert. Der Vokal E entsteht durch eine Stellung, die zwischen dem A und I liegt: der Klangraum zwischen der Engstelle am Gaumen und den Lippen ist etwas länger und offener als beim I. Die Zunge bleibt bei beiden Lauten ungerundet.

Beim Aussprechen des U bleibt der untere Rachenraum wie beim I weit geöffnet. Die Zunge wird weit hinten hochgestellt und an den Seiten gerundet, die Lippen sind rund gespitzt. Die Engstellung liegt jetzt einerseits am hinteren Rachendach, andererseits ganz vorne. Es entsteht sowohl in dem vertikalen als auch in dem horizontalen Anteil ein verlängerter Schwingungsraum. Durch die Vergrößerung des schwingenden Raumes wird die Frequenz beider Formanten niedrig. Das U ist der geschlossenste Vokal. Für das O ist die Zunge auch gerundet, die Resonanzstrecken sind etwas kürzer, die Frequenzen beider Formanten also etwas höher als beim U.

Wenn die Vokale als Anfangslaut stehen, beginnt die Sprache mit einem stoßigen Anlaut («Aleph»), wie bei «Axt» (a) und nicht bei «Saat» (ɑ), bei «Oktober» und nicht bei «Oper», bei «Ecke» und nicht bei «Ehre» etc. (In dem Vokalschema Abb. 4 b sowie 5 a + 5 b ist nur das a und das stimmhafte ɑ eingezeichnet.) Im stimmlosen Anlaut gewinnen die Vokale einen stoßlautartigen Charakter.

Diese drei Vokale A, I und U werden auch «**Eckvokale**» genannt. Die anderen reinen Vokale E und O und alle Nuancierungen ergeben sich aus Zwischenstellungen zwischen den Eckvokalen, wie es in den Schemata (Abb. 4 + Abb. 5) erkennbar ist.

Aus der Sprechbewegung der Vokale ergeben sich auf der Basis des A eine erste Verwandlungsreihe über das E zum I, eine zweite über das O zum Eckvokal U.

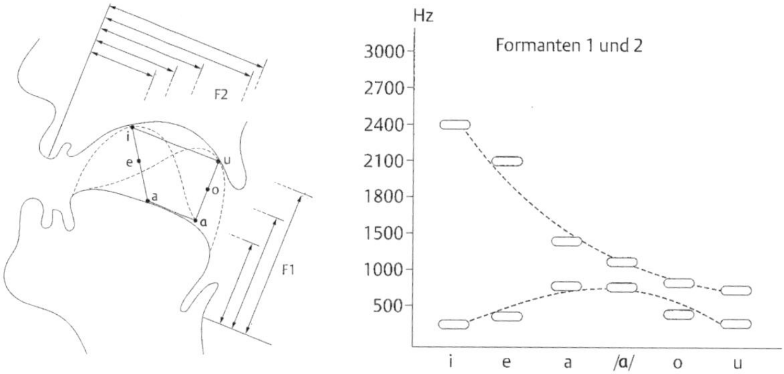

Abb. 5 a und 5 b (nach Wendler):
Das sog. Vokal-Viereck, das schematisch die Lage des ersten und zweiten Formanten im Verhältnis zur Artikulationsstellung der Zunge zeigt.
© Copyright by Georg Thieme Verlag 2005

Der Bildevorgang der Sprachorgane, ihre Formung und Bewegungsmöglichkeit während der vorgeburtlichen Entwicklung legt die räumliche Ordnung beim Aussprechen der Vokale fest. In der therapeutischen Eurythmie kann eine konkordante Ordnung entdeckt werden: Das A steht für sich allein, es bildet eine Basis, auf der sich eine erste Doppelheit von O und E und eine weitere von U und I aufbaut. Diese Kongruenz der Vokalbildung im Sprachraum mit der Vokalordnung in den therapeutischen Indikationen löst aber noch nicht die Frage, wie die eurythmischen Bewegungen der Vokale mit den Sprechbewegungen zusammenhängen.

Ein Ansatz für eine mögliche Ordnung findet sich im 3. Vortrag (GA 315, 14.4.1921) bei der Beschreibung des U und O: «Das U *ist derjenige Laut, welcher in einer gewissen Beziehung dadurch schon in seiner Formung ausdrückt diese seine physiologisch-pathologische Beziehung, welcher schon in seiner Formung als Sprachlaut ausdrückt, dass das U ja gesprochen wird beim* ***höchsten Grad des Zusammenschlusses*** *des Mundes, der Zahnspalten, etwas vorgestreckten Lippen […]. Sie sehen daraus, dass es beim Sprechen wesentlich eine* ***äußere Bewegung ist*** *[…]. Es ist am stärksten versucht, das Bewegliche im Aussprechen des U heraus zu charakterisieren. Daher tritt beim eurythmischen U* ***physiolo-***

***gisch das Gegenteil** ein, das Hervorbringen der Standfestigkeit, was ja auch beim U in der Kunsteurythmie wenigstens angedeutet vorhanden ist. Wenn Sie dann die anderen Vokale ins Auge fassen, so werden Sie sehen, dass wir eine fortschreitende Verinnerlichung des Vokales haben. Wenn Sie also das O ins Auge fassen: ein Zusammenschieben der Lippen nach vorne, eine Verkleinerung der Mundöffnung […]; dieses wird **herüber polarisiert** durch das Umfassende, was in der O-Bewegung beim Eurythmisieren liegt.»* Auffallend ist, dass Steiner an dieser Stelle nur den vorderen Mundraum beschreibt.

Aus der Textstelle wird deutlich, dass zwischen der Sprechbewegung der Vokale und deren eurythmischer Gestaltung auch eine polare Beziehung besteht. Das Sprechen des U würde am stärksten außen gesprochen, hier finde sich die größte Beweglichkeit (die Frequenzen sind am niedrigsten). Im Folgesatz wird für die eurythmische Bewegung des U das therapeutische Ziel erwähnt, die Verwandlung der Sprech- in die Eurythmiebewegung wird nicht beschrieben. Das O ist beim Sprechen weniger geschlossen als das U, es ist weniger außen – wie entsteht daraus das *«Umfassende»*? Auch bei der anderen Reihe (E und I) wird die Verwandlung der Sprechbewegung in die Eurythmie nicht erwähnt.

An anderer Stelle heißt es: *«E stellt sich so vor uns hin, dass, wenn wir schon die ausgeatmete Luft zum Vorbild nehmen in der* [eurythmischen] *E-Bewegung, etwas wie gekreuzte Ströme sich als Imagination vor uns hinstellen»* (GA 279, 26.8.1923). Die für das eurythmische E charakteristische Kreuzung sei imaginativ im Sprechen erkennbar. Wie aber zeigt sie sich in der Sprachphysiologie? Es muss offen bleiben, welches Bewegungselement beim Sprechen mit dem Kreuzen bei dem eurythmischen E korreliert.

Die Schilderung im Heileurythmie-Kurs wechselt nach dieser kurzen Andeutung, wie Sprechbewegungen und Eurythmiebewegungen bei den Vokalen zusammenhängen zu einem neuen Thema: es wird die **gestaltende Wirkung des O und E, die vorgeburtlich wirksam ist,** dargestellt: Man solle die Formentwicklung im Menschen anschauen: *«Die Kräfte, die im ‹oberen Menschen› sind und die nach einer Weitung gehen»* […], werden durch das O als Weltenlaut aktiviert. Diese Gestaltungskraft hängt mit der ganzen Entwicklung des Kosmos *(«Kosmogonie»)* zusammen. Während der embryonalen Entwicklung führt diese O-Kraft zum frühen Wachsen des Gehirns und zur Weitung der Schädelbildung, zur Rundung des Kopfes. Nach der Kleinkind-Zeit kann sie sich – auch durch die geschlossenen Schädelnähte – an dieser Stelle nicht mehr auswirken. Das O führt dieselbe Geste dann im Rumpfbereich weiter, wenn es durch O-reiches Sprechen weiterhin angeregt wird. Es entsteht die Anlage zu Fettsucht. Der Organismus kann in der umhüllenden Fettschicht ausgeweitet, verdickt werden.

Polar dazu bewirkt das E als kosmische Gestaltung *«die Kräfte, die im ‹unteren Menschen› vorhanden sind und die mehr nach dem Linienhaften hin tendieren. […] Beim E ist eigentlich das vorhanden, dass der Mensch sich* [während seiner embryonalen Gestaltung] *innerlich fassen will, sich innerlich zusammenziehen will.»* Das Ergebnis dieser Tendenz führt vorgeburtlich zu der Kreuzung der Nerven von der rechten zur linken Seite und umgekehrt. Das *«Zusammenziehen»* zeigt sich auch in der Vereinigung der motorischen und sensiblen Nerven im Vorderhorn und Spinalganglion, in der synaptischen Vernetzung vom Kopf mit den Rückenmarksegmenten und dem gesamten Rumpf. Damit kann der Mensch einerseits die organische Trennung, die als Gefahr in der Symmetrie von rechts und links liegt, überwinden. Er kann andererseits durch dieselbe Kraft auch mit seinen Nerven die Möglichkeit der Teilung in ein oberes und unteres Wesen bannen. *«So summiert sich dieses E-Werden, dieses sich im Punkt zusammenfassen in der Vertikalen, in der Höhenlinie»* der Wirbelsäule. In der Wiederholung der E-Geste ergibt sich die Streckung. Die dominante E-Wirkung fördert zuerst die Vernetzung der Nerven, danach wendet sich dieser Bildeimpuls wieder – so wie auch bei der Schilderung der O-Wirkung – vom Nerven-Sinnessystem dem Stoffwechsel-Gliedmaßen-System zu: aus der Tendenz zur Streckung in der Wirbelsäule wird der Impuls des Längenwachstums der Glieder. Wenn diese Geste des Streckens und Verengens durch E-reiches Sprechen auch nach der Embryonalzeit weiter wirksam bleibt, kann sie sich wieder nur im Stoffwechsel entfalten. Es bildet sich die Tendenz zum hoch aufgeschlossenen *«Schwächling»*, zur Magersucht.

In den Beispielen der O- und E-Wirkung während der Bildeperiode des Organismus wird auf die Kopf- und Nervenentwicklung hingewiesen. Dieser Hinweis stützt die in Kap. 3 dargestellte Ordnung: die Vokale wirken auf den ‹oberen Menschen›. Sie tun dies als kosmischer Impuls während der Embryonalzeit und gestalten vor allem das Nerven-Sinnessystem. Dies geschieht lange bevor die Vokale gehört oder gesprochen werden. Die Vokale wirken später durch ein einseitiges (O- oder E-reiches) Sprechen mit demselben Bildeimpuls, nur wirkt er sich im Stoffwechsel, also an der falschen Stelle aus. Wenn sie in der Heileurythmie eingesetzt werden, können sie die Vereinseitigung heilen.

Der Gedanke, dass die kosmischen Vokale vorgeburtlich gestaltend in das Nervensystem eingreifen, kann hypothetisch auf alle Vokale ausgedehnt werden. Das Nervensystem ist das Werkzeug für die Gestaltungsvorgänge, die aus dem Kosmos auf die Bildung des Leibes einwirken. Die folgenden Überlegungen sind als Anregung gedacht und bedürfen der weiteren Untersuchung:

Das kosmische O bewirkt die zentrifugale Ausbreitung der Nervenzellen im zentralen Nervensystem. Diese von innen nach außen gerichtete dehnende Kraft führt zur symmetrischen Rundung, zum «*Kugelbildungsprozess*» (GA 315, 18. 4. 1921) – es entsteht die «Weitung» und Rundung des Kopfes.

Das kosmische E bewirkt die verschiedenen Kreuzungen der Nervenbahnen, die Verknüpfung der rechten und linken Körperhälfte und damit die Möglichkeit der gekreuzten Bewegungen. Nach der Entwicklung des gekreuzten Nervensystems führt derselbe Impuls zum Streckungswachstum der Wirbelsäule und der Gliedmaßen.

Das kosmische I hält die in der Medianebene angelegten Organe in der Mediansymmetrie fest oder vereinigt bilateral (doppelt) angelegte Organe zu einem medianen (einheitlichen) (z.B. Thymusdrüse).

Das kosmische U ermöglicht die seitensymmetrische Entwicklung der Organe (z.B. Epithelkörperchen).

Das kosmische A ermöglicht das Entstehen bilateraler Organe aus einer medianen Anlage (z.B. Lunge).

Die kosmischen Vokalkräfte offenbaren sich in der Gestaltung des Organismus. Wenn dieselben Vokalkräfte – unter anderem durch das

Aussprechen der Vokale in den vokalreichen Sprachen – zu lange wirksam sind, ergeben sich vokalspezifische Einseitigkeiten. Diese Krankheitstendenzen werden nur für das O und E genannt, sie gelten wohl für alle Vokale.

Der polare Gedanke soll hier noch einmal wiederholt werden: Die **kosmischen Konsonantenkräfte** offenbaren sich in der Entwicklung des Leibes in der Aufbaukraft, die zum Wachstum aller Organe führt. Die **kosmischen Vokalkräfte** offenbaren sich in der Gestaltung des Leibes. Aus Gestaltung und Wachstum gemeinsam bilden sich die Organe während der embryonalen Entwicklung, bevor sie in der Funktion den inkarnierten Seelen- und Ichkräften dienen können. Im Gestalten wirkt schon vorgeburtlich der ‹obere Mensch›, im Wachstum der ‹untere Mensch›. Diese Kräfte sollen im heileurythmischen Tun heilend eingesetzt werden.

Die Wirkung der heileurythmischen Übungen der Vokale wird im 6. Vortrag zusammenfassend dargestellt: «*Dadurch werden aber insbesondere zur Atmungs- und inneren Verdauungstätigkeit diejenigen Organe angeregt, die Organe für das rhythmische System sind. Die werden gestärkt, in denen wird der* ***Appell*** *an die Wachstumskräfte gerichtet beim noch heranwachsenden Kinde, oder an die plastischen Kräfte […]. Das führt Sie in die Physiologie des vokalischen Eurythmisierens hinein*» (GA 315, 17.4.1921). Der «Appell» an die Wachstumskräfte, der Anstoß zu einem Aufbau ist immer eine Funktion des ‹oberen Menschen›, weil eine neue Entwicklung durch den «*Appell*» angestoßen wird (siehe 2. Kapitel). Dieser Anstoß ergreift von oben nach unten absteigend zunächst das Atmungssystem und dann die innere Verdauungstätigkeit des Stoffwechsels. (In der Aufzählung wird das dazwischen liegende Zirkulationssystem übersprungen.) Später wird gesagt, dass man: «*… durch das vokalisierende Eurythmisieren den Menschen organisch zu sich selbst bringen kann. Man kann diejenigen Kräfte wachrufen, die ihn organisch zu sich selbst bringen. Und das kann ja für gewisse Menschen außerordentlich notwendig sein, […] die verschlafen sind.*» Dieselben gestaltenden und wach machenden ‹oberen Kräfte› können auch durch die Gabe von Zucker in den Organismus hereingebracht werden. Diese Tatsache wird direkt vor der zitierten Stelle ausgeführt.

Im 7. Vortrag (GA 315, 18.4.1921) wird die Wirkung der kosmischen und sprachlich wirksamen Vokale mit Sonderungsprozessen korreliert. Dies scheint den Gestaltungsimpulsen, wie sie für das bisher für alle Vokale dargestellt sind, zu widersprechen. Im 13. Kapitel wird versucht werden, das Gemeinsame beider Angaben herauszuarbeiten.

7.3 Ein Vorschlag für eine heileurythmische Indikationsordnung der Vokale

Im Folgenden werden die therapeutischen Indikationen aus dem Kurs herangezogen mit dem Versuch, diese auf den ganzen Menschen zu beziehen. Dabei wird wie bei den Konsonanten davon ausgegangen, dass die Ganzheit der Vokale sich auf den ganzen Menschen bezieht und die beschriebenen Therapieangaben nur die Fenster sind, hinter denen eine jeweils eigene Welt liegt.

7.3.1 Die I und U Übung

Im Heileurythmie-Kurs beginnt die Aufzählung der therapeutischen Wirkung der Vokale mit der Doppelheit von **I** und **U**. Das I soll geübt werden bei allen Menschen, *«die nicht ordentlich gehen können»*, die ungeschickt sind beim Gehen. Wenn jemand unfähig sei, mit einem ausgreifenden Schritt zu gehen, würde auch die Blutzirkulation leiden. Als weitere begleitende, mehr psychische Symptome beim Erwachsenen werden genannt: Der Mensch *«ist irgendwie verhindert, sich als volle Individualität zu äußern.* [Er ist] *vielleicht ein Träumer.»*

Das **U** ist dagegen indiziert bei allen Personen, *«die nicht stehen können»*, die schwach in den Füßen sind und beim Stehen leicht ermüden.

Man kann sich am konkreten, alltäglichen Ablauf beim Gehen und Stehen orientieren. Es fällt auf, dass sich beide Bewegungszustände ständig und notwendig abwechseln müssen. Man geht ein Stück, hält aus den verschiedensten Gründen inne und bleibt stehen, dann geht man wieder weiter. Das «Gehen-Können» und das «Still-Stehen-Können» hat bei jedem Menschen seinen eigenen Rhythmus und seine physiologischen Grenzen: irgendwann muss jeder die aktive Bewegung beenden und in eine Ruhestellung oder sogar liegende Ruhelage zurückkehren. Nach einer Ruhephase muss man sich wieder bewegen, gehen. Normalerweise wechseln beide Zustände so ab, dass die Intentionen des Menschen gehend oder stehend verwirklicht werden können. Krankhaft wird es, wenn der Bewegungsfluss durch unwillkürliche Verzögerungen oder Beschleunigungen gestört ist. Pathologisch ist es ebenso, wenn die Ruhestellungen oder die Pausen, die den Bewegungsfluss immer wieder unterbrechen sollten, ungewollt auftreten oder nicht eingehalten werden können. Jeder Bewegungsablauf setzt sich aus einem **Gleichgewicht von Bewegungsfluss und Ruhephasen oder Ruhestellungen** zusammen. Das menschliche Bewegen ist nur durch den Wechsel von aktiven Phasen und kleineren oder größeren Pausen denkbar.

Wahrscheinlich ist die Bewegungseinheit «Gehen/Stehen» wieder nur ein Beispiel, denn alle anderen Bewegungsabläufe unterliegen derselben Ordnung. Eine schmerzhafte Bewegungseinschränkung im Schultergelenk wäre ein weiteres Beispiel des «Nicht-Bewegen-Könnens», ein krankhaftes Augenzwinkern ein Beispiel für das «Nicht-Ruhe-Halten-Können». In beiden Beispielen sind der Bewegungsfluss und die notwendige, geordnete Ruhestellung nicht eingehalten. Der Mensch kann sich nicht ausreichend bewegen («Nicht-Gehen-Können») oder er kann die notwendigen Ruhestellungen («Nicht-Stehen-Können») nicht einhalten.

Natürlich ist auch das «Nicht-Gehen-Können» wieder in polare Untereinheiten auflösbar: Ein Mensch kann nicht gehen, weil ein Zuviel an unkontrollierten Bewegungsimpulsen den Bewegungsfluss hindern (z.B. bei Petit-Mal-Anfällen). Oder er kann nicht gehen, weil er die Bewegung nicht wirklich beginnen kann (z.B. beim Parkinson). Umgekehrt kann auch das «Nicht-Stehen-Können» verschiedene Grundlagen haben: einerseits kann eine überschießende Bewegungsunruhe bestehen, die das Stehen nicht zulässt, oder ein Mensch kann deshalb nicht stehen, weil Müdigkeit oder Schwäche die aufrechte Haltung verhindern.

Es darf davon ausgegangen werden, dass **jede krankhafte Veränderung einer normalen Bewegung durch die beiden Vokale I und U therapeutisch beeinflusst werden kann. Das I fördert die physiologische Voraussetzung für die Bewegungsabläufe, das U ermöglicht die dazu**

gehörenden Unterbrechungen, Pausen oder Ruhestellungen. Diese Annahme wird gestützt durch die Art, wie Vokale im Heilpädagogischen Kurs (GA 317, 30.6.1924) therapeutisch eingesetzt werden: das «schwachsinnige Kind» soll durch das I innerhalb der Reihe R – L – S – I sein Stoffwechsel-Gliedmaßen-System *«in die Beweglichkeit»* bringen. Das «maniakalische», überaktive Kind bekommt in seiner Reihe am Ende das U, um zur Ruhe zu kommen. Auch im 11. Vortrag (GA 317, 6.7.1924) soll das U eingesetzt werden, *«um den Astralleib in eine starke, lebendige Tätigkeit zu versetzen, aber doch so, dass er an sich hält. Und dazu ist dann das U.»* Das U soll hier die starke lebendige Tätigkeit, die zu den Bewegungen führt, begrenzen.

Kirchner-Bockholt nennt eine Übung gegen Skoliose. Das I soll in einer speziellen Form in Kombination mit L gemacht werden. Das L soll Verhärtungen auflösen, das I soll mit Armen und im Hüpfen gemacht werden, um den Bewegungsfluss *«in richtiger Weise zu gestalten»*. Ähnlich kann auch das I in der Reihe G – K – A – I bei einem Kind mit Stottern, Bettnässen und (nächtlichem?) *«Kopfschütteln»* angesehen werden. Der Bewegungsfluss am Tage soll in der Sprache gewonnen werden. Auch bei Platzangst soll das I zusammen mit L – M hilfreich sein: Das Gehen wird ermöglicht. Beide Vokale werden in der Kombination L – I, M – A, R – U bei einem Patienten empfohlen, der an Durchschlafstörungen, Obstipation, kalten Füßen und rascher Ermüdbarkeit litt. Dass hier die Ordnung zwischen Bewegen und Anhalten, Gehen und Stehen therapeutisch beeinflusst werden soll, ist verständlich. Alle diese Beispiele stützen den Vorschlag, diese beiden Laute für die Ordnung aller Bewegungen und ihrer notwendigen Ruhepausen zu benutzen.

Die komplexen Bewegungsmuster des «Gehen-Könnens», des «Stehen-Könnens» oder des «Schwimmen-Könnens» werden im 2. Ärztevortrag (GA 313, 12.4.1921) als Ausdruck der individualisierenden Kraft der Ich-Organisation im Stoffwechsel beschrieben.

7.3.2 Die O und E Übung

In dem 3. Heileurythmie-Vortrag wird eine zweite Doppelheit genannt: Das **O** soll immer dann angewendet werden, wenn *«ein Kind oder eine* *erwachsene Person unnatürlich dicklich sind»*. Polar dazu steht das E, das *«bei Schwächlingen, bei Dünnlingen»* angewendet wird. Dabei scheint die Ursache, worauf das Dünnsein beruht, nicht entscheidend zu sein. Es kann sich um eine organische Krankheit oder um ein psychisch bedingtes Leiden handeln. Das E wird zwar in verschiedene Raumesrichtungen – nach vorne oder nach hinten – gemacht, es bleibt aber das E. (Es ist anzunehmen, dass dieselbe Unterscheidung auch für das O gilt: O nach vorne bei mehr organischer Genese, nach hinten bei Dominanz der psychischen Probleme. Diese Unterscheidung hat sich in der Praxis bewährt.)

Wieder kann nach der größeren Einheit gefragt werden, in die diese Beispiele einzuordnen sind. **Den beiden Indikationen von O und E ist gemeinsam, dass eine spezielle menschliche Substanzbildung in Unordnung geraten ist: Es wird entweder zu viel oder zu wenig Fettsubstanz gebildet.**

Beide Störungen weisen auf die Gestaltung des menschlichen Organismus, die mit dem Fettstoffwechsel im Zusammenhang steht. Der normal geformte Mensch hat einen gesunden Anteil an Fettpolstern, die sowohl für das ästhetische Aussehen als auch für das innere Wohlfühlen erforderlich sind. Diese Substanz hat eine Sonderstellung im Organismus. Es *«ist das Fett diejenige Substanz des Organismus, die sich, indem sie von außen aufgenommen wird, am wenigsten als Fremdstoff erweist. Dieses Verhalten ... ist nur dadurch möglich, dass es von der Natur eines fremden Organismus, von dessen ätherischen Kräften etc. möglichst wenig in den menschlichen hinüber trägt»* (GA 27, Kap. X). Fett ist wenig fremd und es wird leicht abgelagert. Es wird bei kurzzeitiger körperlicher Arbeit noch nicht verstoffwechselt. Wenn eine genügend hohe Dauerleistung der Muskeln aufgebracht wird, wird das Fett als Energieträger herangezogen, gleichzeitig wird Wärme freigesetzt. Die Fettpolster des Organismus geben die *Möglichkeit* für lang anhaltende Leistungen, sie dienen nicht dem normalen Ruhe-Stoffwechsel. Der übergewichtige Mensch ist meistens untrainiert: sein hoher Anteil an potentieller Energie, die im Fett gefangen ist, kontrastiert mit der eingeschränkten Leistung. Der magere Mensch muss bei Hochleistungen frühzeitig Nahrung aufnehmen, weil er sonst das Körpereiweiß verbrennt. Das Körperfett ist am täglichen Stoffwechsel nur wenig beteiligt – was alle Menschen wissen, die gerne abnehmen würden. Ein normaler Fettgehalt behindert nicht und steht für Hochleistungen des Organismus zur Verfügung. Das Fett ermöglicht die zukünftigen Leistungen.

An dieser Stelle stellt sich wieder die Frage, ob sich das O und E nur auf diese spezielle Art der Substanzbildung und -benutzung bezieht oder ob die Fettbildung auch nur das Beispiel für eine allgemeine Regel ist. In der engen Indikation wird das O bei zu dicken Personen eingesetzt. Eine mögliche Verallgemeinerung würde lauten: **Mit dem heileurythmischen O können Substanzbildungen in verschiedenen Bereichen des Organismus begrenzt werden:** Kann durch das O auch die Menge der Milchsekretion bei einer Galaktorrhoe reduziert werden? Kann eine gesteigerte Schleimbildung im Darm, eine pathologische Schweißbildung durch das O geordnet werden? Kann es sein, dass das heileurythmische O für die Reduzierung jeder Bildung spezialisierter Nutzsubstanz steht? Für das E würde dann der polare Prozess gelten. In der engen Indikation soll es bei *«Dünnlingen»*, die nicht genug Substanz bilden können, eingesetzt werden. Die Erweiterung ergibt: es darf dann eingesetzt werden, wenn Sekret- oder Substanzbildungen nicht beginnen oder nicht ausreichend stark sind. **Das E kann indiziert sein, wenn dem Organismus der Anstoß fehlt, Sekrete und andere spezielle Substanzen in ausreichender Menge zu bilden.**

Das E wird häufig zur Abkürzung eines Krampfanfalles (Kirchner-Bockholt, S. 45) benutzt. Bei einer Epilepsie ist das Gleichgewicht von aufbauenden und abbauenden Prozessen gestört: Einerseits verbleiben einzelne Nerven, sog. Schrittmacherzellen zu lange in einem depolarisierten, erregten Zustand, andererseits ist während des Grand-Mal-Anfalles die Durchblutung des Gehirns und die Ernährung mit Glukose stark gesteigert. Hierdurch kann ein Krampfanfall bis zu mehreren Minuten dauern. Auch das Zusammenspiel von anregenden (excitatorischen) und dämpfenden (inhibitorischen) Impulsen, die jeweils an stofflichen Vermittlersubstanzen erkennbar sind, ist gestört. In dieses Zusammenspiel greift das E therapeutisch ein.

7.3.3 Die A Übung

Bevor der Vokal A untersucht wird, hilft an dieser Stelle ein erster Rückblick: In der Indikationsreihe der **Konsonanten** stehen die **Gaumenlaute** G und H für die **Kraft und Möglichkeit der Bewegung.** Wenn die **Vokale I und U** dazu gestellt werden, weisen diese auf die Polarität von **Bewegungsfluss und der dazu gehörenden Ruhehaltung oder -stellung.**

Die **Zahnlaute** D und S, Sch hatten als Indikation die Prozesse der **Sekretion und Funktions-Substanzbildungen** im Stoffwechselbereich. Die Vokale O und E haben auch den spezialisierten **Substanzbezug.** Sie werden bei dem «zu viel» oder «zu wenig» der Fettbildung und darüber hinaus bei einem «zu viel» oder «zu wenig» von anderen Sonderungsprozessen herangezogen.

Die **Lippenlaute** B und F werden benutzt, wenn die qualitative Verwandlung der Substanzen vom Darm bis hin zu der Ich-Offenheit gefördert werden soll. Bei den **Konsonanten** werden die Prozesse von der äußeren, peristaltischen Bewegung im Darm über die erforderlichen Sekretionsprozesse für die Nahrungsverarbeitung bis dahin verfolgt, dass Substanzen die Grenze der Schleimhaut überschreiten und in das Blut gelangen können.

An diese Denkbewegung kann nun auch die Besonderheit des **Vokals A** angeschlossen werden: Bei der Metamorphose der Substanzen im Organismus sollen diese von einem mineralisch-flüssigen Zustand zuerst verlebendigt werden, dann weiter auf eine seelentragende und schließlich auf eine Ich-offene Qualitätsstufe emporgehoben werden. Wenn dieser Substanzfluss ins Stocken gerät, bleiben Substanzen auf einer niedrigen Stufe liegen, sie bleiben nur ätherisch oder nur astralisch, «tierartig» und wirken als zurückgebliebene Stoffe krankmachend. Aus dem Kontext kann deutlich werden, dass das heileurythmische A dabei hilft, die Substanzverwandlung durch alle Qualitätsstufen bis zur Ich-Offenheit zu tragen. Insofern wird «die tierische Natur überwunden». **Das A hilft, dass die Substanzbildung bis auf die höchste, menschliche Stufe gelangen kann.**

7.3.4 Die Au und Ei Übung

Bei dem Aussprechen des Ei wandert die Bildebewegung im Munde vom A über das E zum I und fasst damit die linke Seite der Vokalbildungen in Abb. 4b zusammen. Ebenso gleitet die Artikulation des Au vom A ausgehend über das O zum U und integriert damit die Vokale, die mit gerundeter Zunge gesprochen werden. Diese zusammenfassenden Gesten bestätigen den Zusammenhang mit der hier benutzten Vokalfolge und können für die Frage nach einer Indikation aufgegriffen werden.

Nach der therapeutischen Wirkung der beiden Laute ist nicht gefragt worden, obwohl sie wahrscheinlich benutzt wurden. Insofern gibt es keinen Vorschlag, der auf einer geisteswissenschaftlichen Forschung beruht. Die therapeutische Indikation kann nur auf anderen Wegen erschlossen werden. Die Schrittfolge der bisherigen Untersuchung, die bei den Konsonanten gefunden und bereichernd angewendet werden können, hat sich auch bei den Vokalen bisher bewährt:

1. **Bewegungsvorgänge** werden geordnet: einerseits K, G und H, andererseits I und U.
2. **Sekretions- und Funktionssubstanzbildung** werden geordnet: einerseits T, D und S, Sch, andererseits O und E.
3. Die **Eigensubstanzbildung** und die korrelierende Ausscheidung wird geordnet: einerseits durch das P, B und F, andererseits durch das A.
4. Mit den Konsonanten der Mittelgruppe M/N, L, R wird der letzte Schritt getan: die neu gebildeten Eigensubstanzen werden für den **Aufbau in jedem einzelnen Organ** – spezifisch nach den jeweiligen Bedürfnissen – verwendet. Sie schaffen die Kraftseite dieses Aufbaues. Dieser konsonantische Anteil muss überall ergänzt werden durch die gestaltenden Prozesse, die durch die Vokale ermöglicht werden. Die Ordnung und Begrenzung der organbildenden Kräfte kann die Funktion von Au und Ei sein.

Wir können vermuten, dass auch das Au und Ei eine formende Wirkung während der Embryonalzeit – wie die anderen Vokale – haben.

Die schöpferischen Formimpulse haben wahrscheinlich auch die integrierende, übergeordnete Wirkung, die beim Aussprechen auffällt. Die schöpferischen Formimpulse des Au und Ei offenbaren sich in der Gesamtgestalt des Menschen und der einzelnen Organe.

Diese Gestaltung des Menschen wird in den Vorträgen «Die Gestaltung des Menschen als Ergebnis kosmischer Wirkungen» (GA 208, 28. – 30.10.1921) in doppelter Weise beschrieben. Einmal wirken die Formimpulse direkt und führen zu den Gestaltelementen des ‹oberen Menschen›, die sich in der Rundung des Kopfes am deutlichsten zeigt. Polar dazu werden die Gliedmaßen durch solche Kräfte geformt, die als kosmische Kräfte durch die Erde metamorphosiert werden.

Die Beziehungen der Vokale zu den Planeten wurden bisher nicht erwähnt, um die Untersuchung nah am Heileurythmie-Kurs zu halten. Jetzt – auf der Suche nach Zusammenhängen für das Au und Ei – kann dieser Zusammenhang mit herangezogen werden: das Au hängt mit der Sonne zusammen, das Ei mit dem Monde. Die direkt einwirkenden Kräfte, die mit der Ordnung des ‹oberen Menschen› korreliert sind, wirken aus dem Kosmos über den Mond und sind damit mit dem Ei verwandt. Dieser direkte Zusammenhang des Mondes mit den formenden Kräften des Tierkreises, die in den genannten Vorträgen beschrieben werden, ist auch an der Monden-Geste der Eurythmie erkennbar: sie ruht in sich wie alle Tierkreisbewegungen. Die keimbewahrenden Kräfte, die aus der Erde im Menschen formen, sind dagegen stärker mit der Sonne und dem Au verwandt.

Das Ei als heileurythmische Übung hat sich vielfältig bei chronischen Schmerzzuständen bewährt. Dies gilt besonders bei Beschwerden der Wirbelsäule und bei Krebspatienten mit Knochenmetastasen. Dabei muss darauf geachtet werden, dass bei der gleitenden Bewegung des Ei die Betonung (‹Charakter›) in den peripheren Anteilen liegt, die Kreuzung selber unbetont (‹Bewegung›) bleibt. Die Erfahrung wird auch durch die Anwendung des Ei in der Krebsreihe (Kap. 14.1) bestärkt.

Das Au wird in der Heileurythmie kaum verwendet.

7.4 Zusammenfassung

- Das I fördert den intentionalen Bewegungsablauf.
- Das U ermöglicht die physiologisch dazu gehörenden Unterbrechungen, Pausen oder Ruhestellungen.
- Mit dem O wird der Bildevorgang von Funktionssubstanzen begrenzt.
- Das E ist indiziert, wenn dem Organismus der Anstoß fehlt, Sekrete und andere spezielle Substanzen in ausreichender Menge zu bilden.
- Das A hilft, dass die Substanzbildung bis auf die höchste, menschliche Stufe gelangen kann.
- Das Au und Ei vermitteln die schöpferischen Formimpulse, die für die Gesamtgestalt und für jedes einzelne Organ des Menschen vom Kosmos (Ei) und von der Erde (Au) her notwendig sind.

8. Vokale verstärken die Kräfte des ‹oberen Menschen›, Konsonanten fördern die Kräfte des ‹unteren Menschen›

Im 2. Kapitel wurde versucht, auf die Gesetzmäßigkeit des Ätherleibes hinzuweisen. In dem Spannungsfeld von ‹oberem und unterem Menschen› entfalten sich alle lebendigen Prozesse. Vom ‹oberen Menschen› gehen die Impulse aus, die sich in begrenzenden, formenden und abbauenden Prozessen zeigen. Der ‹untere Mensch› entfaltet dagegen alle quellend-wachsenden Prozesse. Aus dem Heileurythmie-Kurs wurde zusammenfassend dargestellt, dass die Vokal-Heileurythmie auf den ‹oberen Menschen› wirkt, polar dazu aktivieren die Konsonantenbewegungen den unteren Pol. Es werden nun die Gemeinsamkeiten und Unterschiede der Konsonanten- und Vokalreihe genauer betrachtet:

8.1 Die Laute, die auf die Bewegung einwirken

Bisher wurde dargestellt:

a) **Die Gaumenlaute K, G und H wirken auf die Bewegung des Magen-Darmtraktes.**
b) **Das I verstärkt die Fähigkeit, einen Bewegungsfluss durchzuführen. Das U vermittelt die Fähigkeit, die dazu gehörenden Ausgangs- und Ruhestellungen einhalten zu können.**

Diese beiden Aussagen beschreiben beide, dass der Bewegungsablauf beeinflusst werden kann. Zugleich wird auf die Doppelheit der Kräfte, die sich gegenseitig bedingen, hingewiesen: Einerseits muss ein Kraftpotential in den Muskeln gebildet worden sein. Das Energiepotential, das für die Kraft einer Bewegung notwendig ist, muss aufgebaut werden. Die Muskeln müssen erhalten und immer wieder neu gebildet werden. Diese Kraftseite kann dem ‹unteren Menschen› zugeordnet werden. Mit den **Gaumenlauten G und H unterstützen wir die Kraft der Bewegung im ganzen Organismus.**

Andererseits muss jede Bewegung gestaltet sein. Zu dieser Bewegungsgestalt gehören eine Anfangsstellung, der Bewegungsfluss und die abschließende Ruhehaltung. Die Bewegung muss so geordnet sein, dass eine sinnvolle Arbeitsleistung entsteht. Die Peristaltik des Darmes braucht neben der Kraft, die vom ‹unteren Menschen› stammt, auch die Bewegungsgestalt, den organspezifischen Rhythmus von Kontraktion und Erschlaffung. Diese rhythmische Gestaltseite der Bewegung entspricht der Tätigkeit des ‹oberen Menschen›. **Die Gestalt und die Ordnung der Bewegung wird durch die beiden Vokale I und U vermittelt. Das I gestaltet die Ganzheit des komplexen Bewegungsablaufes. Die jeweils entwickelte Muskelstärke während des Bewegungsflusses ist durch das I zu beeinflussen. Das U dagegen wirkt auf die Ordnung der Erholungsphasen, der Dilatation oder der Pausen** (Abb. 6).

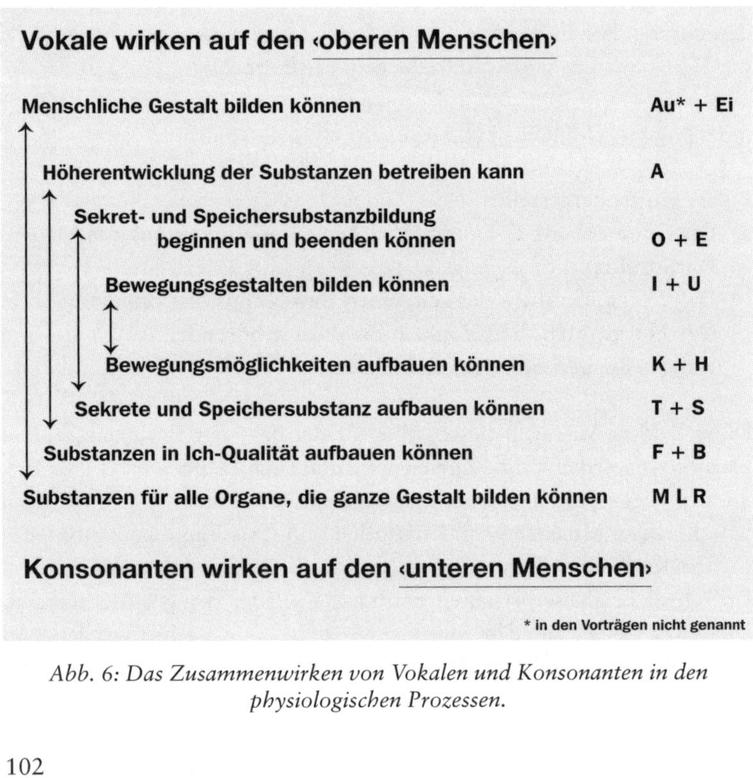

Abb. 6: Das Zusammenwirken von Vokalen und Konsonanten in den physiologischen Prozessen.

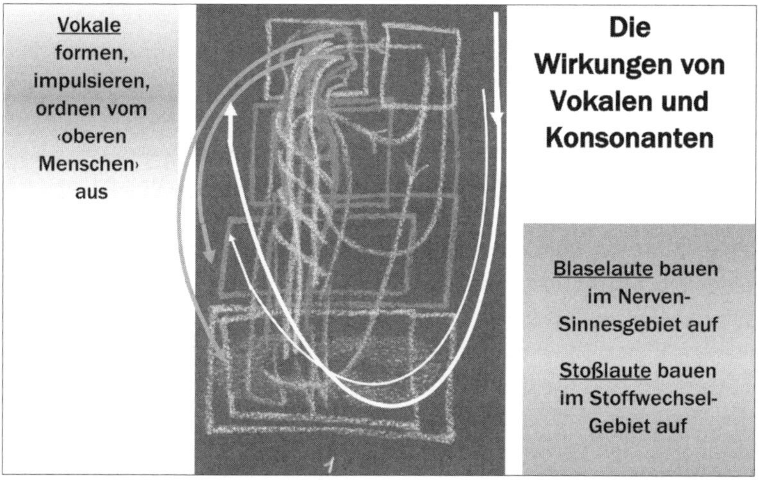

Abb. 7: Vokale und Konsonanten wirken im Verhältnis zum sichtbaren und unsichtbaren Menschen.
(Siehe dazu auch die farbige Abbildung auf S. 21.)

8.2 Die Laute, die auf spezielle Substanzbildungen einwirken

Bisher wurde dargestellt:

a) **Die Zahnlaute T, D und S, Sch wirken auf die Bereitstellung der Verdauungssekrete im Verdauungstrakt, damit die Fremdnatur der Nahrung überwunden werden kann.**

b) **Das O ist immer dann als Therapie indiziert, wenn zu viel an einzelnen Sekreten, zu viel Fett oder andere Substanzen gebildet werden. Das polare E ist hilfreich, wenn die Substanzbildungen, die Sekretionen zu schwach sind.**

Diese beiden Aussagen beschreiben wieder eine Doppelheit, die auch bei jeder Bildung einer spezialisierten Nutzsubstanz zu beachten ist. Die Sekretionsprozesse können in ihren beiden Seiten angeschaut werden: Für jede Substanz- oder Sekretbildung wird einerseits das Substanz-Potential gebraucht, um die Sekrete aufbauen zu können. Ein sehr komplizierter Arbeitsablauf muss in den jeweiligen Zellen stattfinden, damit die spezialisierte Substanz oder das Sekret aus dem Blut und den Zellprozessen synthetisiert werden kann. Dieser Aufbauprozess steht unter der Regie des ‹unteren Menschen› und kann durch die konsonantischen Zahnlaute harmonisiert werden.

Andererseits ist jedes Sekret nur dann ein geeignetes Werkzeug, wenn es zur rechten Zeit ausgeschieden wird, wenn das Fett zur rechten Zeit als Potential genutzt werden kann. Dieser Impuls, dass zur rechten Zeit, am rechten Ort, in der richtigen Menge die jeweiligen Sekrete auch aus Zellen und Organen ausgesondert und zur Verfügung gestellt werden, untersteht wieder der gestaltenden Kraft des ‹oberen Menschen›. Das O führt therapeutisch zu einer Begrenzung, das E zum Beginnen oder Verstärken dieser Bildeprozesse. In Abb. 7 ist derselbe Zusammenhang so dargestellt, dass die therapeutischen Ziele, jetzt aber mit den Begriffen des Vortrages «Der unsichtbare Mensch in uns» (GA 221, 11.2.1923) erkennbar sind (siehe auch Kap. 16).

8.3 Die Laute der Substanzverwandlung

Bisher wurde dargestellt:

a) **Die Lippenlaute B und F wirken auf die Kraft im Organismus, die es ermöglicht, dass mineralische, fremde Substanzen zunächst verlebendigt werden, dass sie danach im Nierenbereich seelentragend und zuletzt zu einer Ich-tragenden Qualität veredelt werden.**
b) **Das A hilft, dass die Substanzbildung bis auf die höchste, menschliche Stufe gelangen kann.**

Dieselbe Doppelheit, die bisher beschrieben wurde, zeigt sich hier in einer anderen Art. Zunächst kann auf die Kraft im Organismus hingeblickt werden, durch die die Substanzen, die zunächst als Nahrungsmittel fremd waren, bis zu der Stufe der Ich-Fähigkeit emporgehoben und dadurch potenziert werden. Diese Kraftseite des Prozesses untersteht wieder der Ordnung des ‹unteren Menschen›, die Entwicklung wird von der schöpferischen ‹unteren Kraft› vorangetrieben. **Die Lippenlaute B und F vermitteln die treibenden Kräfte, die die Höherentwicklung zur menschlichen Substanz möglich machen.**

Dagegen wirkt der Vokal A wieder von der Seite des ‹oberen Menschen›. Er verstärkt die Wachheit im Organismus, dass nur diejenigen Substanzen weiter potenziert werden dürfen, die dazu genügend verwandelt wurden und für die weitere Entwicklung geeignet sind. Die vorigen Stufen der Höherentwicklung müssen erst voll durchlaufen sein, bevor das Signal für eine weitere Veredelung gegeben werden kann. Hier wird die gestaltartige Seite des Prozesses beobachtbar. **Das A strukturiert den Verwandlungsprozess, die Lippenlaute geben den Kraftimpuls für diese substanzielle Vergeistigung bis zur Ich-Offenheit** (Abb. 7).

8.4 Laute der organspezifischen Substanzbildung und Organgestaltung – Die Mittellaute und die Diphthonge Au und Ei

Alle Mittellaute, das L und R und der Übergang von diesen zu den Stoßlauten M / N aktivieren als zentrale Konsonanten die zentralen Prozesse des Ätherleibs. Sie ermöglichen den Aufbau aller einzelnen Organe mit den Substanzen, die vorher – durch das Zusammenwirken der Lippenlaute und des A – ich-fähig geworden sind. So kann Knochen- oder Muskelaufbau, Nervenbildung und Wundheilung geleistet werden: die rechten Substanzen stehen zur rechten Zeit und am rechten Platz zur Verfügung. Wieder muss einerseits die Kraft zur Verfügung stehen, damit für alle Aufbauvorgänge die geeigneten Substanzen gebildet werden. Dieser Prozess ist dem ‹unteren Menschen› zugeordnet. Die Substanzen im Aufbaustrom müssen sachgerecht bereitet sein, um für den spezifischen Aufbau in jedem Organe zur Verfügung zu stehen. Dieser Aufbauprozess wird durch die **Mittellaute** unterstützt.

Das Au und Ei vermitteln polar dazu die Formimpulse, die für die Gesamtgestalt des Menschen und für die Struktur jedes einzelnen Organs vom Kosmos (Ei) und von der Erde her (Au) notwendig sind. Der ‹obere Mensch› muss diesen Aufbauprozess wieder ordnen, strukturieren. Die physiologischen Prozesse bei der Heilung einer Wunde müssen in der richtigen Reihenfolge, in der richtigen Zeitfolge jeweils anfangen und wieder enden. Es wird vorgeschlagen, für diese zentrale ordnende Aufgabe die beiden Vokaldiphthonge heranzuziehen – auch wenn beide im Kurs nicht genannt werden (Abb. 6 + Abb. 7).

9. Die «Seelenübungen»

Nachdem die therapeutischen Grundgesetze der Vokal- und Konsonantenübungen entwickelt worden sind, werden im 5. Vortrag (GA 315, 16.4.1921) die «Seelenübungen» eingeführt. Erst danach werden Vokale und Konsonanten zu einem therapeutischen «Wort» (6. Vortrag) verbunden.

Die «Seelenübungen» werden eingeleitet: *«Wir wollen heute übergehen zu einigen eurythmischen Übungen, welche sich mehr auf das Wirken* ***vom Seelischen aus*** *beziehen.»* Dabei wird die Kenntnis vorausgesetzt, dass sich die Bewegungen der Vokale und Konsonanten zunächst alle auf das Wirken **vom Ätherischen aus** beziehen. Gemeinsam ist diesen Übungen, dass durch die heileurythmischen Bewegungen einfache Seelenregungen aktiviert werden sollen. Die ätherischen Vorgänge, die die Bewegungen hervorrufen, sind der *«Umweg»*, um neue Seelenerlebnisse im Patienten zu wecken. *«Da haben wir eine starke Wirkung, die vom Ätherischen des Menschen ausgeht auf sein Astralisches.»* Diese durch die Bewegungen intendierten Seelenerfahrungen verstärken den ‹oberen Menschen›. Die «Seelenübungen» zeigen darin ihre Beziehung zu den Vokalübungen. Allerdings wird bei den Seelenübungen am Ende nicht das Bewusstsein des Tönens angeregt. Stattdessen werden immer polare Reaktionen in der Seele aufgerufen und damit die seelische Schwingungsfähigkeit erweitert. Die Bewegungen dieser Übungen sind ausführlich bei Glas beschrieben.

9.1 Übungen mit polaren Empfindungen

9.1.1 Urteilen im Denken: Bejahung – Verneinung

Als erste Aktivität der Seele wird das «Urteilen», der Mut-zum-Entscheiden als eurythmische Übung dargestellt. In jedem Menschen tauchen ständig Urteile auf: Wenn entdeckt wird, dass ein Verkehrsschild unsinnig aufgestellt wurde, wenn ein Schreibfehler bemerkt wird, wenn ein anderer Mensch sich nicht erwartungsgemäß verhält – immer taucht in der Seele ein beurteilendes «Das ist falsch, untypisch, unverständig» oder das Gegenteil auf. Der Mensch wacht an einer bestimmten Gegebenheit, einem Fehler oder einer Entdeckung auf. Die Seele urteilt nach einem sehr kurzen Nachdenken durch eine innere Verneinung oder Bejahung. Diese einfache Form des an der Wahrnehmung entstehenden Urteilens soll in der Seele des Patienten durch die heileurythmischen Bewegungen ins Schwingen gebracht werden. Dadurch wird auch der Mut angeregt, solche Urteile in der Seele bewusst zuzulassen.

Diese in sich polare Seelenerfahrung soll nicht nur in der Seele ergriffen werden, sondern durch Bewegungen sichtbar in die Welt getragen werden. *«Eine solche Bewegung wirkt auf dem Umweg durch den Ätherleib sehr stark auf das Atmungssystem.»* Aus der Seelenaktivität heraus werden die Lebensprozesse des Atmens therapeutisch beeinflusst, *«wenn die Kurzatmigkeit das Symptom für eine tieferliegende Krankheitserscheinung ist»*. Der Weg, wie diese Wirkung zustande kommt, wird ausführlich beschrieben: Normalerweise wachen urteilende Stimmungen spontan in der Seele auf. Hierfür braucht man kaum innere Anstrengung, d. h. kaum Ich-Aktivität. Allerdings reicht der innere Mut eines Menschen oft nicht aus, sich zu diesem träumenden Spontanurteil auch zu bekennen. Der kaum bemerkte «flüchtige Gedanke», der in dem Urteil liegt, wird durch die Willensanstrengung der bewussten Bewegung in die Glieder geführt. Diese wachen hierdurch leise für die Willensseite der urteilenden Aktivität auf, während der Anlass, der Inhalt des Urteils im Bewusstsein zurücktritt. Diese Verlagerung der Bewusstheit vom Inhalt des Urteils, von der Tätigkeit im Kopf hin zu den Gliedmaßen gestaltet den Ätherleib neu: es tritt eine Verbesserung der Atmung auf, wenn die Bewegungen schnell genug gemacht werden.

9.1.2 Willenszustimmung: Sympathie – Antipathie

Die zweite Seelenübung wird «Willenszustimmung» genannt. Hier entsteht die Bejahung oder Verneinung durch die menschliche Seele spontan als Sympathie oder Antipathie und nicht als ein Urteilen, das mit einem Denkimpuls verbunden ist. Die träumende Seelentätigkeit, die sich zu keiner sympathischen oder antipathischen Willensäußerung aufraffen kann, wird durch die Bewegung geweckt. Das Seelisch-Geistige soll aus dieser Unbewusstheit herausgeführt werden und mit den Gliedern erübt werden. Dadurch *«ist das Ich in Relation zum Körper stärker* [in den Gliedern] *tätig, als es sonst ist»*. In der heileurythmischen Übung wirkt diese Bewegung auf das Zirkulationssystem.

Wieder sollen durch die Bewegungen Gefühle in der Seele wach und gestärkt werden. Diese wirken ordnend zurück auf die lebendigen Funktionen.

Bei den beiden bisher beschriebenen Übungen wird jeweils von polaren Seelengesten ausgegangen. Es werden noch keine Laute mit verwendet. Die Aktivitäten der Seele, die durch die heileurythmischen Bewegungen wach gemacht werden, entfalten sich an den polaren Gesten von «Ja – Nein» und «Gerne-Haben – Ablehnen». Das Atmungs- und Zirkulationssystem wird – jeweils durch die ‹obere Organisation› – angeregt.

Die Übungen der Urteilsbildung und der Willensäußerung können, wenn die Übungen nicht genügend wirksam sind, miteinander kombiniert werden. Dafür wird ein Verhältnis von 2 : 3 oder 3 : 2 vorgeschlagen. Die Übungen wirken beide weckend auf das Seelenleben des Patienten.

9.2 Polar geordnete Gefühls- und Vokalübungen

9.2.1 Liebe – E

Die beiden nächsten Übungen schließen Vokalbewegungen mit Seelengesten zusammen. Zunächst soll die Übung «Liebe – E» betrachtet werden. Im Kap. 7.1 wurde die Seelengeste, die im Zusammenhang mit dem E erlebt wird, (nach Bort) als abgrenzende Antipathiekräfte, die ein Selbsterleben ermöglichen, beschrieben. Steiner weist auf die Seelengeste mit dem Ausdruck hin: *«Eine Art Sich-Halten gegen einen Widerstand offenbart E»* (GA 279, 26. 8. 1923). In der heileurythmischen Übung wird wieder an die lebendigen Kräfte, die zur Bewegung führen, appelliert. In der Seele werden wieder starke Gefühle – der Liebe durch die Liebe-Geste einerseits und der abwehrenden Abgrenzung durch die E-Bewegung andererseits – aufgerufen. Wieder werden durch die Bewegungen zunächst polare Seelenkräfte im Bewusstsein geweckt. Sekundär wird *«auf das Zirkulationssystem in einer wohltätigen Weise ein*[ge] *wirkt. Man kann nicht sagen, dass es beschleunigt oder verlangsamt, aber es wirkt in einer wohltätig erwärmenden Weise ein.»* Lebendige Bewegungen lassen Gefühle deutlicher werden und diese haben eine Rückwirkung auf die Prozesse der Lebensebene.

9.2.2 Hoffnung – U

Die folgende Übung geht wieder von einer Gefühls- und einer Vokalbewegung aus. Durch den ersten Teil der Übung wird durch die Bewegung das Gefühl der Hoffnung in der Seele verstärkt. Danach ruft die Vokalbewegung das U-Erleben heran. Bort beschreibt dieses: *«Furcht und Kälte ertönt im U, der ganze Mensch zieht sich zusammen, wird gleichsam hart und kalt, Todesfurcht durchzieht ihn.»* Wieder wird eine öffnende Seelengeste mit dem zusammenziehenden Erleben des U kontrastiert. Die Furcht vor einer unbekannten Zukunft trifft sich mit der «Hoffnung», die die bedrückende Sorge aufhellen kann. In der vorigen Übung wurde betont, dass vom Ätherischen, also der heileurythmischen Bewegung auf das Astralische gewirkt wird. In diesem Beispiel wird auf die daran anschließende Rückwirkung von dem Seelischen auf die therapeutischen Folgen im Lebendigen hingewiesen. Es wird *«eine sehr starke Einwirkung des Astralischen auf das Ätherische»* hervorgerufen und dadurch eine wohltätig erwärmende Wirkung auf das Atmungssystem erzeugt. Die Hoffnung-U-Übung wird häufig bei Kinderwunsch, bei starker Sehnsucht nach Gesundheit eingesetzt.

In beiden Übungen wird das Seelengleichgewicht, das der Patient wahrscheinlich in sich verstärken möchte, am Kontrast geübt: die Liebe und Hoffnung als Gefühle werden zunächst durch die Bewegungen verstärkt und danach mit der polaren Seelengeste kontrastiert. Die Geste der «Liebe» mit dem abgrenzenden E, die Bewegung «Hoffnung» mit dem furchtbringenden U. Die Wirkung dieser beiden Übungen ist ähnlich: aus den Gesten eines «Seelengefühls» und eines Vokals wird eine Spannung aufgebaut, die das Seelenleben aktiviert und sekundär auf den Ätherleib wirkt. Das rhythmische System wird gestärkt, die «Liebe-E-Übung» wirkt harmonisierend mehr auf die Zirkulation, die «Hoffnung-U-Übung» mehr auf den Atemrhythmus.

9.3 Lachen – H-A, Verehren – A-H

Die Seelengesten und heileurythmische Lautbewegungen werden in einer dritten Form kombiniert: In der nächsten Übungsgruppe wird keine Seelengeste mehr durch Bewegung ausgedrückt, allein durch eurythmische Lautbewegungen werden Seelenregungen aufgeweckt und bewusst geordnet. Dadurch entfaltet sich eine physiologische, heilende Wirkung. Durch die sachgerechten heileurythmischen Übungen soll die rechte Stimmung in der Seele auftreten. Wenn die Lautfolge H – A recht geübt wird, verändert sich die Stimmung zum Lachen, zur Leichtigkeit hin. Für die umgekehrte Lautfolge gilt: wenn das A – H richtig erübt wird, verstärkt sich in der Seele die Stimmung der Verehrung.

Der weckende Spannungszustand, der zunächst durch die polaren Seelengesten («Ja – Nein», «Sympathie – Antipathie») hervorgerufen wurde, der dann durch die polaren Tendenzen der Gefühls- und der Vokalbewegungen («Liebe – E», «Hoffnung – U») metamorphosiert wurde, wird weiter gesteigert. Aus der Polarität von Konsonant und Vokal entsteht bei diesen Übungen das wirksame Kraftfeld, Vokal und Konsonant werden zu einem kleinen «Wort» zusammengefügt.

Allen Seelenübungen ist gemeinsam, dass sie auf das mittlere System des Menschen wirken, einmal mehr in dessen unteren Anteil (Zirkulationssystem), dann auf den oberen Anteil (Atmungssystem). Der Einfluss auf Lebensprozesse erfolgt jeweils durch das Wecken und Verstärken von Gefühlen in der Seele, also aus dem Astralischen. Der Ätherleib soll *«zu einer brauchbaren Person»* gemacht werden, der Eingriff erfolgt in dieser Übungsgruppe immer durch mitklingende Seelenstimmungen. Diese Übungen eignen sich besonders für psychosomatisch dominierte Krankheitsbilder. Den so erkrankten Patienten ist das Zusammenwirken ihrer eigenen psychischen Reaktionen mit den körperlichen Symptomen häufig nicht bewusst. Durch die Bewegungen werden die Seelenerfahrungen mutiger, bewusster. Rückwirkend werden dadurch auch die rhythmischen Abläufe wieder geordnet.

Bei dieser Übungsgruppe ist die Nachbildung des Tönens oder des Bewegungsbildes im erinnernden Bewusstsein nicht erforderlich – wohl aber die abschließende Schlafphase (siehe Kap. 10.4).

10. Wie verwandelt sich Eurythmie in Heileurythmie

10.1 Über den Zusammenhang von Bewegen einerseits und dem Sprechen und Hören andererseits

In dem Heileurythmie-Kurs und dem Laut-Eurythmie-Kurs wird an verschiedenen Stellen auf die Anfänge der **Sprachentwicklung** verwiesen, weil ein enger Zusammenhang zwischen Sprache und Gliedmaßenbewegung besteht: «*In Wahrheit entsteht die ganze Sprache durch die zurückgehaltene Bewegung der menschlichen Gliedmaßen*» (GA 279, 26.8.1923).

Es wird dargestellt: In sehr frühen Stufen der Menschheit sei das Aussprechen oder das Hören von Sprache noch ganz eng mit Bewegungen des ganzen Körpers verbunden gewesen: zu jeder sprachlichen Äußerung gehörte eine entsprechende Bewegung der Glieder, des ganzen Körpers. Und umgekehrt: auch wenn eine Gliedmaßenbewegung intendiert war, äußerte sich diese gleichzeitig mit Lauten. In den Gesten, mit denen heute das Sprechen oder Zuhören begleitet wird, lebt davon nur noch ein schwacher Rest. Im Laufe der Entwicklung des Menschen und seiner Sprache veränderte sich die Beziehung der Vokale und Konsonanten zu den konkordanten menschlichen Bewegungen. Die **Vokale** verbanden sich immer enger mit den innerseelischen Gefühlen. Dadurch wurden sie im Sprechen «*sehr weit in das Innere des Menschen hereingenommen*». Die entsprechenden Bewegungen der Gliedmaßen reduzierten sich auf die Sprechbewegungen in Kehlkopf und Sprachwerkzeugen, die sichtbaren Äußerungen gingen fast vollständig verloren. Durch das so entstandene Ungleichgewicht von Sprechen und Bewegen kommt es heute dazu, dass das Aussprechen z.B. einer O-reichen Sprache zu einer seelischen und organischen Einseitigkeit führt. Unbewusst entwickelt sich aus dem Sprechen des O die physiologische Folge des Dick-Seins (GA 315, 14.4.1921). Eine E-reiche Sprache bewirkt das Gegenteil: «*Eine Sprache, die besonders E-reich ist, wird eben Dünnlinge erzeugen.*»

Es wird hier darauf hingewiesen, dass das Aussprechen der Vokale O und E immer mit der Tendenz verbunden ist, zu einseitigen oder sogar krankhaften Veränderungen des Organismus zu führen. Wir können annehmen, dass diese Tendenz der **Vereinseitigung durch ein vokalreiches Sprechen** auch für die anderen Vokale gilt, auch wenn hierfür keine Textgrundlage besteht. Das Aussprechen des O verstärkt die vorhandene Adipositas, die durch die heileurythmische Übung bekämpft wird. Für die anderen Vokale würde dieselbe Denkbewegung gelten: Durch das Aussprechen entstehen Einseitigkeiten oder Krankheitstendenzen, die durch das Tönen, Bewegen und Nachlauschen des entsprechenden Vokales wieder überwunden werden. Das U-Sprechen bedingt das *«Nicht-stehen-können»*, das I-Sprechen die Gefahr, *«nicht ordentlich gehen zu können»*. Das A-Sprechen vereinseitigt in der Weise, dass Verwandlungsprozesse immer schlechter geleistet werden. Die Substanzen verlieren ihren Außenwelt-Charakter nicht genug, die Innen-Qualität wird nicht genügend entwickelt. In der therapeutischen Übung soll der Patient zunächst *den* Vokal aussprechen, der die Krankheitstendenz verstärkt. Danach werden in der heileurythmischen Übung die Gliedmaßen vokalisch betätigt und zuletzt soll dem Vokal nachgelauscht werden (Kap. 10.2.1).

Die Beziehung des Menschen zu den **Konsonanten** hat sich dagegen in polarer Richtung entwickelt. Auch hier wurde das ursprünglich konkordante Bewegen und Sprechen oder Hören aufgegeben. Beim Aussprechen und Hören der Konsonanten wird heute nur wenig mitbewegt, seelische Empfindungen klingen nicht mehr mit. Erst nach einigem Nachdenken werden die Bewegungen der Konsonanten in nachahmenden Naturbildern beschrieben – z.B. im **W**ogen der **W**ellen oder im **B**eschützen, im **B**rutnest **b**auen. Die Konsonanten hätten sich – so wird beschrieben – zu weit in den Umraum der Naturgestaltungen veräußerlicht und damit die Beziehung zum bewegten Menschen und zu seelischen Empfindungen weitgehend verloren. Im 6. Vortrag (17.4.1921) wird dann dargestellt, dass bei Menschen, die durch die Sprache *«viel Konsonantisches **anhören** müssen»*, sich Besonderheiten entwickeln: Der Mensch konnte ursprünglich während des Hörens die Bewegungsgestalten der Konsonanten mit bewegen. Dieses Bedürfnis, die Gesten, die zu den Konsonanten gehören, auch auszudrücken, ging in der Sprachentwicklung ebenso verloren wie die Bewegungen beim Vokal-Sprechen. Das dominante Hören von Konsonanten – ohne die dazugehörenden Gesten – führt zu einem gestauten Wollen, das sich nicht ausleben kann. *«Das Anhören des Konsonantischen* [macht] *außerordentlich innerlich kräftig, stark […]. Sie können daher bemerken bei solchen Menschen, die ans* [hörende] *Konsonantieren gewöhnt sind, eine Verstärkung ihres Eigensinnes, eine Verstärkung des Eigenwillens.»* Die innere Stärke kann sich weiter bis zur Aggressivität verdichten. Diese Eigenwilligkeit äußert sich zunächst mehr seelisch und später auch leiblich als Krankheitstendenz.

Leider fehlt an dieser Stelle eine Differenzierung, welche verschiedenen Formen der Eigenwille annehmen kann, wenn eine Sprache reich an Blaselauten oder an Stoßlaute ist. Es ist anzunehmen, dass es hier auch ein Spektrum von Krankheitstendenzen gibt, die sich spezifisch zu den Lauten ausbilden.

Das *Hören* von einzelnen Konsonanten führt zu seelischen und leiblichen Einseitigkeiten. Die konsonantischen Übungen können die jeweilige Krankheitstendenz heilen.

Das *Aussprechen* von einzelnen Vokalen führt zu seelischen und leiblichen Einseitigkeiten. Die vokalischen Übungen können die jeweilige Krankheitstendenz heilen.

In der Heileurythmie sollen die krankmachenden Tendenzen durch die richtige Bewegung bewusst ergriffen und in Therapie verwandelt werden. Die Trennungen, die bei den Vokalen zu einer zu starken Verinnerlichung, bei den Konsonanten zu einer zu starken Veräußerlichung geführt haben, sollen überwunden werden. Der programmatische Anspruch, der in dem in Kap. 2 erwähnten Vortragstitel liegt *«Der unsichtbare Mensch in uns. Das der Therapie zugrunde liegende Pathologische»* (GA 221, 11.2.1923), wird durch diesen Zusammenhang für die Heileurythmie konkretisiert.

10.2 Der zeitliche Aufbau der heileurythmischen Übungen

10.2.1 Der Aufbau der Vokalübungen

Schon im 2. und später im 4. Vortrag wird darauf hingewiesen, dass die vokalischen und konsonantischen Übungen grundsätzlich unterschiedlich aufgebaut sind. Der erste Schritt bei den Vokalübungen ist, dass der Patient den Vokal lang laut aussprechen soll, er soll ihn **tönen**. Danach wird die Übung als **Bewegung** durchgeführt *«und dann, nachdem er sie ausgeführt hat, versuche man in ihm* [dem Patienten] *die Vorstellung hervorzurufen, als hörte er den betreffenden Laut, den er* [sprechend und sich bewegend] *ausgeführt hat».* Der Laut soll am Ende der Übung in der Seele nachklingend gehört und bewegt erlebt werden.

Die vokalische Übung besteht zunächst aus den drei Schritten:

1. **Tönen**
2. **Bewegen**
3. **Nachlauschen**

Welche Veränderungen sind durch jeden Schritt der dreiteiligen Übung im Organismus zu erwarten? Durch das **Sprechen, das Tönen** des Lautes wird zunächst die krankmachende Einseitigkeit verstärkt, das O-Sprechen verstärkt das Dicksein etc. Die Vokale als kosmische Laute hatten ursprünglich gestaltend in die Entwicklung des embryonalen Werdens eingegriffen. In dieser vorgeburtlichen Zeit kann der Mensch selber noch nicht Vokale tönen. In der späteren Lebenszeit wirkt das einseitige Vokal-Sprechen, das sich von der kosmischen Gestaltungskraft auf die isolierte Bewegung im Sprechapparat reduziert hat, in derselben Art weiter: das O *«weitet, rundet».* Nur kann diese Tendenz nicht mehr zur richtigen Zeit – vorgeburtlich – und am richtigen Ort – am Kopf – ausgeführt werden. Die Ausweitung erfolgt nun im Stoffwechsel und führt zum Dicksein. Entsprechendes gilt für alle anderen Vokale (Kap. 7.2).

Durch das Tönen des Vokales am Anfang der Übung wird die Krankheitstendenz zunächst verstärkt.

Danach wird die eigentliche **Bewegungsübung** mit den Gliedmaßen ausgeführt. Diese folgt, besonders bei den so genannten «großen Vokalübungen», einem klaren Ablauf. Der einzelne Laut soll zunächst mit den Armen – mehrfach wiederholt – bewegt werden, dann soll er schwingend schnell mit den Armen und später auch mit den Beinen ausgeführt werden. Zeitlich soll die Armübung vor und nach den Beinbewegungen stattfinden. Es soll eine gewisse Ermüdung durch die Bewegung erreicht werden. Der Kraftaufwand für die Beinübung soll ein Drittel des gesamten Bewegungseinsatzes sein. Nach der Verstärkung der Einseitigkeit im Tönen wird jetzt eine Ermüdung, ein Abbau in den Gliedmaßen, in den Muskeln erzeugt.

Der nächste Schritt ist dann das **Nachlauschen** des gesprochenen und bewegten Lautes. Es soll eine bewusste innere Wahrnehmung des vorher selber getönten Lautes in der Seele erklingen. Dieser Nachklang ist eine Vorstellung, die erinnernd aufgerufen werden kann. Erst durch das kognitive Einprägen wird die Übung spezifisch wirksam. Nun gehören aber zu allen Bewusstseinsvorgängen, auch zu dem vorstellenden Tönen, leise Abbauprozesse im Nervensystem dazu.

Die abbauende Geste gilt also für alle drei Schritte der Vokalübung: Sie geht zuerst vom Sprachorganismus aus, sie ergreift danach in der Ermüdung die Gliedmaßen und endet im der bewussten Konzentration auf eine Erinnerungsvorstellung. Der ganze Mensch wird abbauend beeinflusst. Im ganzen Menschen werden dadurch die Spuren eingegraben, die für den einzelnen Vokal typisch sind. An den Orten, an denen der vokaltypische Abbau therapeutisch induziert wurde, kann in der nachfolgenden Ruhe- oder Schlafpause das Nacht-Ich die ursprünglichen und heilenden Vokal-Aufbauimpulse, die durch das Üben wieder aus dem Kosmos aufgenommen werden, hervorrufen. Der heilende, therapeutische Impuls tritt erst in der Erholungsphase ein. Auf die Wichtigkeit der Nachruhe nach der heileurythmischen Übung wird später noch eingegangen.

Die vollständige Vokalübung besteht aus vier Schritten:

1. **Tönen des Lautes durch den Patienten**
2. **Bewegen mit Armen – Beinen – Armen**
3. **Nachlauschen des selber getönten und bewegten Lautes**
4. **Ruhephase**

10.2.2 Der Aufbau der Konsonantenübungen

10.2.2.1 Wie schnell werden die Konsonantenübungen gemacht?

Im Text des Heileurythmie-Kurses erscheinen die Hinweise, ob die Übungen schnell oder langsam gemacht werden sollen, auf den ersten Blick unsystematisch verteilt zu sein.

Bei den Stoßlauten sollen sowohl das D / T als auch das B / P minutenlang bis zur Ermüdung durchgeführt werden. Die Ermüdung ist nur dann zu erreichen, wenn die Übungen auch ausreichend schnell gemacht werden. Nur das G / K hat keinen entsprechenden Hinweis.

Bei den Blaselauten wird sowohl bei dem H als auch bei dem Sch gesagt, die Übung solle langsam und mit Pausen gemacht werden. *«Bei der H- und Sch-Bewegung ist es notwendig, dass man sie langsam ausführt.»* Bei dem F fehlt eine Spezifizierung.

Bei den Mittellauten wird beim R erläutert, dass die Übung ein paar Minuten und öfters am Tage gemacht werden solle.

Wenn diese wenigen Angaben in die aufgebaute Ordnung der Konsonanten eingefügt werden, können die fehlenden Hinweise im Mosaik hypothetisch ergänzt werden:

- **Die Stoßlaute sollen jeweils schnell und *bis zur Ermüdung* gemacht werden.**
- **Die Mittellaute sollen auch minutenlang, *mehrmals am Tage* geübt werden.**
- **Die Blaselaute sollen *langsam und mit Pausen* ausgeführt werden; nur muss die Anfangsbetonung – der ‹Charakter› – stark genug ergriffen werden.**

10.2.2.2 Der zeitliche Aufbau der Konsonantenübungen

Für den zeitlichen Aufbau der **Konsonantenübung** wird im zweiten Vortrag (GA 315, 13.4.1921) ein wesentlicher Unterschied zu den Vokalübungen beschrieben. Um diesen sachgemäß zu erkennen, *«ist es ganz besonders wichtig, dass man nun nicht etwa in derselben Weise wie beim*

Vokal ein Gefühl, also das Streckgefühl, das Biegegefühl, das Weitegefühl usw. hat, sondern dass man beim Konsonanten sich selbst gleichzeitig in der Form vorstellt, die man ausführt, wenn man den Konsonanten macht, wenn man sich gewissermaßen selber zuschaut. […] Wenn Sie ein Kind oder eine erwachsene Person Konsonantisches ausführen lassen, so ist es wichtig, dass sie [die Person] *sich gewissermaßen selbst abfotografiert. Denn darin liegt das Wirksame, dass sie sich innerlich selbst abfotografiert, dass sie sich also gerade in der Stellung darinnen richtig innerlich sieht, die sie ausführt, … dass die Person eine innerliche Anschauung hat von dem, was sie ausführt.»* Der Unterschied zwischen einer Vokal- und einer Konsonantenübung bezieht sich einerseits auf die Art der unmittelbaren Wahrnehmung der Bewegung («das Biegegefühl, das Weitegefühl»), andererseits auf die Verinnerlichung, die durch *«sich selber gleichzeitig zuschauen»* und nicht durch «Nachlauschen» erreicht werden soll.

So wie bei den **Vokalbewegungen** am Ende das innerlich-erlebte Nachlauschen des ganzen Prozesses steht, soll bei der **Konsonanten**übung neben der äußeren Bewegung die eigene, innere Tätigkeit erlebt und betrachtet werden. Der Patient muss an diese Anforderung schrittweise und methodisch herangeführt werden. Wichtig ist allerdings, dass die Bewegungsübungen der Konsonanten mit einem bewussten Betrachten begleitet werden. *«Denn darin liegt das Wirksame …»*

Im Vortrag (GA 315, 13.4.1921) wird der Gesamtaufbau der konsonantischen Übung nur angedeutet. Das Ziel liegt in der Verinnerlichung des Konsonanten durch Bewegen von Armen und Beinen gleichzeitig und dem gleichzeitigen bildartigen, kognitiven Erleben dieser Bewegungen im Innern. Welche Schritte sind im didaktischen Aufbau zu leisten, damit der Patient lernt, dieses Ziel zu erreichen? Um hierfür eine Antwort zu entwickeln, muss der Unterschied von Vokalen und Konsonanten nochmals erwähnt werden: In dem Aufbau der **Vokal**übung beginnt der Patient mit dem Tönen. Der Vokal erklingt ohne eine Bewegung. Der adipöse Patient tönt das O, der Dünne das E etc. und verstärkt damit die Einseitigkeit. Danach wird die «vergessene», aber innerlich als Ausgleich gesuchte Bewegung mit den Gliedern ausgeführt. Zuletzt soll ein Bewusstseinszustand erreicht werden, in dem das Bewegen und Tönen wieder gemeinsam **im Bewusstsein** erlebt wird. Diese Gemeinsamkeit war in uralten Zeiten natürlich gegeben, sie darf in der jetzigen Entwicklung nicht äußerlich wiederholt werden, indem einfach gleichzeitig bewegt und getönt wird. Der Patient darf den Laut nicht selber sprechen und gleichzeitig bewegen. Der Zusammenklang von Tönen und Bewegen soll mit Willenskraft im Bewusstsein nachlauschend hervorgebracht, neu zusammengefügt werden. **Was im Anfang der Sprachentwicklung spontane Gleichzeitigkeit war, soll jetzt im Bewusstsein als neue Einheit aufgebaut werden: das Zusammenklingen des gesprochenen Lautes und der Bewegung, die dazu gehört und von der eigenen Seele geprägt ist.**

Bei den **Konsonanten** entwickelt sich das Verhältnis vom Laut und der dazugehörigen Bewegung polar dazu. Hier wird der sprachliche Ausdruck nicht zum Seelenerlebnis verinnerlicht. Der Konsonant wurde als innerseelische Erfahrung fast vollständig vergessen. Er ist zwar in den Naturbewegungen erlebbar, wird aber als solcher nicht beachtet, nicht erkannt. Die Kräfte der Konsonanten haben zum Seelenerleben kaum noch eine Beziehung. Der Konsonant wurde *«zu stark veräußerlicht»*. In der Heileurythmie-Übung sollen die Konsonanten wieder verinnerlicht werden. Auch hier soll eine frühere Entwicklungsstufe auf neuer Ebene errungen werden: die Einheit von dem gehörten Konsonant und der erfahrenen Bewegung soll innerlich erlebt und so im Bewusstsein neu erzeugt werden. Wie sieht der didaktische Aufbau der Konsonantenübung aus?

Es ist anzunehmen, dass auch bei der Konsonantenübung vom heutigen, vereinseitigten Zustand ausgegangen werden kann. Die Vokalübungen begannen mit dem Aussprechen des Vokals und verstärkten damit die Tendenz der Krankheit. Parallel dazu kann die **Konsonantenübung** damit beginnen, dass dem Patienten zunächst ein Naturbild nahegebracht wird. Er soll im Naturgeschehen Bewegungsabläufe sehen und kennenlernen, die einem Konsonanten nahekommen. Dieses Naturgeschehen soll immer wieder erinnernd aufgerufen werden und bestaunt werden. Es kann das laute Aufprallen eines Wassertropfens in einer Tropfsteinhöhle (T), es kann die umhüllende Geste der Knospenschuppen oder eines Vogelnestes (B) sein. MAIER-SMITS berichtet von der Einführung des Lautes L: «*Bei dem L sollte man versuchen, überall in der Natur freie Entfaltbarkeit gewahr zu werden. ... Am deutlichsten sei es im Pflanzenhaften zu gewahren. Das Greifen und Kräftesammeln in der Region der Wurzeln, das Herauftragen der Säfte durch den Stängel, das […] Entfalten der Blätter, das Aufleuchten der Blüte und endlich auch ein Zurücksinken zur Erde im Welken. Einen ganzen Jahreslauf müssen Sie in dieser Bewegung zum Ausdruck bringen können*» (GA 277a, S. 22). Ein echtes Naturgeschehen, kein technischer Vorgang wird aus dem Erfahrungsbereich des Patienten bildhaft erarbeitet. Der Konsonant wird zunächst nicht gesprochen, nicht gehört. Die Therapeutin ist hilfreich im Ausmalen des Bildes, sie korrigiert die Bewegungen aus ihrer Kenntnis des Naturgeschehens und der Lautbewegung. Das Naturbild wird mit Freude vom Patienten gestaltet. Erst viel später, wenn die Bewegung der Arme und Hände das Naturgeschehen wirklich nachahmen, tritt das Naturbild in den Hintergrund und die Therapeutin spricht den Laut, gestaltet auch selber den Laut. Es entsteht sonst die Gefahr, dass der Patient den Laut innerlich mitspricht, wenn der Laut zu früh vom Patienten gehört wird. Im unhörbaren, innerlichen Mitsprechen werden die Sprachwerkzeuge leise mit bewegt. Die gleichzeitige Bewegung der Sprachorgane und der Glieder schwächt die heileurythmische Wirkung (Kap. 11.2). Der Patient erlebt sich in der konsonantischen Bewegung und kann dieses Erleben auch innerlich betrachten. Er schaut sich beim Tun zu.

Wieder wird die durch die «Veräußerlichung» der Konsonanten bewirkte Einseitigkeit zunächst verstärkt. Aus dem Naturbild entsteht die Bewegung. Die Arme und Beine bilden den Konsonanten bis zur Ermüdung. Gleichzeitig bildet sich im Patienten das innere Erleben, dass das Wesen des Konsonanten in ihm selber anschaubar, imaginierend sichtbar wird. Dieser Vorgang wird im Kurs «Abfotografieren» genannt.

Der didaktische Aufbau der Konsonantenübung besteht zunächst aus drei Schritten:

1. **Ein Naturbild wird vom Patienten imaginiert und bewegt; er lernt dabei die Bewegungen des Konsonanten in der Natur kennen. Der Laut selber klingt darin unbewusst mit, er ist noch nicht hörbar. Er wird von der Therapeutin noch nicht gesprochen.**

2. **Der von der Heileurythmistin gesprochene Laut wird äußerlich und innerlich vom Patienten gehört und mit Armen und Beinen gleichzeitig bewegt. Er beginnt, sich selber in dem Ablauf der konsonantischen Bewegung zu erleben.**
3. **Der Patient gestaltet seine Bewegungen der Gliedmaßen und lässt – gleichzeitig mit dem äußeren Bewegen – das Tun und den gehörten Laut im Bewusstsein erscheinen.**

Bei dem therapeutischen «Wort», bei dem Vokal und Konsonant zusammen auftreten, kann weder die konsonantische noch die vokalische Form der kognitiven Verinnerlichung rein geübt werden. Wahrscheinlich wird der Laut- und Bewegungsklang als Ganzes nach dem Tun erübt werden müssen.

Die **Konsonanten** sind in der Evolution des Menschen zu weit veräußerlicht worden: es klingt kein Seelenerlebnis mit dem Hören zusammen, die Naturbilder sind verloren gegangen. Das korrekte Bewegen des Lautes holt nun die Naturbewegung wieder an den Menschen heran. Hierdurch wird der Konsonant wieder mit dem Wesen des Menschen willenshaft vereinigt. Der Laut wird dann durch das gewollte Betrachten und das Hören ins Bewusstsein geführt.

Die **Vokale** sind zu weit verinnerlicht worden. Durch das Bewegen werden sie in die Glieder gebracht und danach im Bewusstsein als Nachlauschen erlebt. Hierbei werden die mit den Vokalen verbundenen Gefühle veräußerlicht. Bewegung und gesprochener Laut können wieder gemeinsam wirksam werden. Hierauf beruht die heilende Kraft der Heileurythmie.

Die gehörten (vereinseitigenden) Konsonanten werden durch die heileurythmischen Bewegungen des Konsonanten wieder aus der Natur in den Menschen verinnerlicht. Sie werden dadurch heilkräftig.

Die gesprochenen (vereinseitigenden) Vokale werden durch die heileurythmischen Bewegungen der Vokale wieder aus der Seele befreit und äußerlich sichtbar. Sie werden dadurch heilkräftig.

10.3 Die vier Schritte der Verwandlung, um von der eurythmischen zur heileurythmischen Bewegung zu gelangen

In diesem Kapitel soll auf die verschiedenen Bedingungen eingegangen werden, die beachtet werden müssen, wenn die durch die Gesetze der Kunst geprägten eurythmischen Bewegungen in Bewegungstherapie verwandelt werden sollen. Zunächst werden allgemeine Unterschiede dargestellt, um danach die zentrale Aufgabe aufzugreifen: In welcher Art und Weise sind die Elemente der Eurythmie (‹Bewegung›, ‹Gefühl› und ‹Charakter›), die in Kap. 4 beschrieben wurden, zu verwandeln (Kap. 10.5). Diese drei Grundelemente gelten auch für die heileurythmische Bewegung. Sie können jeweils neu ergriffen und intentional verwandelt werden, damit die bewegten Laute ihre therapeutische Kraft entfalten können.

10.3.1 Arme und Beine

Im ersten Vortrag des Heileurythmie-Kurses (12.4.1921) wird die I–A–O-Übung eingeführt. Ein erster Unterschied zwischen Eurythmie und Heileurythmie wird sogleich genannt: die heileurythmischen Übungen sollen mit Armen und Beinen gemacht werden. «*Es würde […] bei einer hygienischen* [therapeutischen] *Eurythmie gut sein, wenn man versuchen würde, die Bewegungen, die eigentlich für die Kunsteurythmie bloß mit den Armen ausgeführt werden, wenn man diese […] ausführen ließe … mit den Beinen.*» Der ganze Leib soll in dem einen Laut bewegt werden. Die Übungen mit den Beinen können gleichzeitig oder rhythmisch wechselnd nacheinander mit der Armbewegung sein. Sie können als Bewegungen der Füße oder der ganzen Beine gemacht werden. Die einzelnen Lautbewegungen können zunächst im Sitzen oder im Stehen auf einem Bein so vorbereitet werden, dass das freie Bein den Laut lernend übt. Die höchste Steigerung wird im Sprung oder im Hüpfen erreicht: der Laut wird während des Springens selber mit den Beinen gestaltet. Dies ist am schwierigsten: in dem kurzen Moment der Freiheit von der Schwere soll die Lautbewegung mit den von der Schwere entlasteten Beinen durchgeführt werden.

Die Identität der Lautbewegung mit Armen und Beinen gilt auch für die L-Bewegung im Hüpfen. Bei der Beschreibung der Übung wird zwar gesagt: «*Nun ein L, wiederum in Verbindung mit der Bemühung, die Beine in die X-Lage zu versetzen und vorwärts zu hüpfen.*» Das L mit den Beinen beginnt mit der Ausgangsstellung, die in der allgemeinen Sprache als X-Beine beschrieben wird, es soll aber kein X als Laut gemacht werden. Mit dieser Ausgangsstellung kann im Hüpfen die Bewegungsgestalt des L mit den Beinen erreicht werden.

Eine andere Art der Beinbewegung wird erreicht, wenn der Laut als Form im Raum gelaufen wird. Die Vokalform kann vom Patienten allein oder gemeinsam mit anderen schreitend im Raum ausgeführt werden.

Diese Möglichkeit, die Form des Lautes im Schreiten darzustellen, taucht bei den Konsonanten nicht auf. Warum haben die innerlich erlebten Vokale eine äußere Raumform, aber die «veräußerlichten» Konsonanten nicht? Warum gibt es für alle Vokale die entsprechenden Bewegungsformen, die gelaufen werden, und keine Entsprechung für die Konsonanten?

Das Gestalten der Lautbewegungen mit den Beinen wirkt häufig grotesk und wenig elegant. Es kommt dabei nicht auf die Schönheit an, sondern darauf, dass die Lautbewegungen den ganzen Körper des Menschen ergreifen und verwandeln, die Arme oben sowie die Beine unten.

Für den didaktischen Aufbau der Übung ist es selbstverständlich, dass die Beinbewegungen der Konsonanten oder Vokale zunächst unabhängig von den Armbewegungen geübt werden. Wahrscheinlich wird die heileurythmische Wirkung graduell gesteigert: je freier und richtiger die Lautbewegung mit den Beinen und den Armen gleichzeitig erfolgt, desto intensiver ist die therapeutische Wirkung. Selbstverständlich ist diese Steigerung bis zum Sprung nicht allen Patienten zumutbar.

10.3.2 Rasches Wiederholen

Ein zweites Kriterium, in der sich die Heileurythmie von der Eurythmie unterscheidet, bezieht sich auf die Zeitordnung der Bewegung. Dieselbe Lautbewegung soll wiederholt und möglichst oft schnell hintereinander gemacht werden. Man bemerkt, dass während des schnellen Tuns sich die Muskelspannung erhöht, der ‹Charakter› verstärkt wird. Dies ist erwünscht. Sowohl die **Wiederholung** des Gleichen als auch **das möglichst rasche Tun** oder die Beschleunigung während der Wiederholung führen rasch aus der Kunsteurythmie heraus. In der raschen Wiederholung kann der einzelne Laut immer weniger aus einer künstlerischen Intention ergriffen werden. Stattdessen erfolgt der Bewegungsimpuls zunehmend aus einem träumenden Gewohnheitsmoment heraus. Das Seelenbewusstsein, das sich selbst erlebt, ist während des raschen Bewegens herabgedämpft. Wenn sich der Laut durch die rasche Wiederholung ein Stück in den Gewohnheitsleib eingeschrieben hat, muss das Bewusstsein danach desto wacher sein: Im Nach-Lauschen der Vokalübung und im Bilderleben des Innerlich-Abfotografierens.

10.3.3 Üben und Ermüdung

Durch die rasche und lange Wiederholung des Lautes wird noch ein weiterer Unterschied zu der Kunsteurythmie bewirkt: Die einzelnen Übungen sollen bis zu einer mehr oder weniger starken **Ermüdung** durchgeführt werden. Schon bei der raschen Wiederholung verschwinden die Einzelheiten des Lautes. Zusätzlich wird der Übende durch die intensiven Bewegungen des Lautes müde und warm. Für die O-Übung wird gesagt: *«Aber es ist gleichzeitig dieses, dass Sie diese Bewegung ... so lange ausführen, dass die Person nicht zu stark schwitzt, nicht zu warm wird.»* Diese Einschränkung ist bei übergewichtigen Patienten verständlich, weil sie rascher an ihre Leistungsgrenze kommen. Bei anderen Patienten kann die jeweilige Übung – für den einzelnen Patienten abgestimmt – ruhig bis zum Schwitzen, bis zum Nicht-mehr-Können geführt werden. Die Ermüdung entsteht physiologisch durch den Abbau energiereicher Substanzen im Muskel, gleichzeitig wird Wärme gebildet. Der Abbau in der Muskulatur und die dazu gehörige Wärmebildung erfolgt dabei in einer lautspezifischen Weise. Erst dieser Vokal-artige oder Konsonanten-artige Abbau schafft die Voraussetzung für die nachfolgende aufbauende Heilung, die in der Ruhepause oder im Schlaf nach der heileurythmischen Übung entsteht.

10.3.4 Die Wachheit während der Bewegung

Ein vierter Verwandlungsschritt von der Eurythmie zur Heileurythmie wird schon bei der I-Übung im zweiten Vortrag genannt: «*dass man sich [bei der Bewegung] eine Empfindung davon erwirbt, ob dasjenige, was mit dem entsprechenden Glied des Menschen geschieht, ein Strecken ist, ob es ein Runden ist und dergleichen.* ***Man muss sich durchaus davon [ein] deutliches Bewusstsein erwerben.***» Die Bewegung oder die Haltung, der Muskeltonus sollen mit dem Bewegungssinn gefühlt werden, sie sollen bewusst gestaltet werden. Für die O-Übung wird sogar gesagt, dass der Patient ein Bewusstsein seines «Dickseins» haben soll. «*Besonders wichtig ist es […], dass eine Unterstützung der heileurythmischen Übung in ihrer Fortsetzung in das Bewusstsein hinein stattfindet. […] wie man den Bewusstseinsfaktor überhaupt nicht unterschätzen soll beim Heilen*» (GA 315, 28.10.1922). Es wird also ein Bewusstsein an vier Stellen gefordert:

1. Im ersten Schritt des Übens sollen die Vokale bewusst getönt, die Konsonanten bewusst als Naturbild imaginiert und dann gehört werden.
2. Während des Bewegens sollen ‹Bewegung› und ‹Charakter› gespürt, bewusst erlebt werden. Dies gilt einerseits für die Endstellung der Vokale und der Stoßlaute, andererseits für den Beginn der Bewegung bei den Blaselauten, weil hier der ‹Charakter› in Erscheinung tritt.
3. Nach dem Bewegen sollen im Nachtönen der Vokale und im Aufbau eines Bildes des Konsonanten («Abfotografieren») als dritter Schritt der Übung im Bewusstsein Erinnerungsvorstellungen aufgebaut werden.
4. Der Patient soll sein «Kranksein» nicht verdrängen, sondern anerkennen und aktiv an seiner Gesundung mitarbeiten.

10.3.5 Zusammenfassung

In vier verschiedenen Bereichen soll die Verwandlung der Eurythmie zur Heileurythmie geübt werden. Die einzelnen Elemente sind je nach einzelnem Patienten und nach der Krankheit individuell einzusetzen. Sie müssen nacheinander geübt werden, das Ziel ist aber, dass alle vier Elemente kraftvoll eingesetzt werden:

1. **Die Lautbewegungen sollen mit Armen und Beinen gemacht werden.** Hierbei wird die ganze Gestalt des Übenden von derselben Lautgeste ergriffen, der Leibesraum erfüllt sich mit der Kraft des Vokals oder Konsonanten. Dies ist der räumliche Aspekt.
2. **Die Übungen sollen durch rasche Wiederholung zeitlich gedehnt werden.** Die einzelnen Laute erscheinen nicht nur einmalig, nicht nur angedeutet wie in der Wortgestaltung der Kunsteurythmie, sondern sie werden durch Wiederholung und das wochenlange Üben zur Gewohnheit. Sie werden in den Ätherleib eingeschrieben.
3. **Die Übung soll bis zur (mehr oder weniger starken) Ermüdung durchgeführt werden.** In der Müdigkeit der Glieder oder des ganzen Leibes zeigt sich die abbauende Wirkung im Organismus des Übenden. Dieser Abbau soll den ganzen Willensbereich des Patienten ergreifen, um in der nachfolgenden Ruhepause die heilenden Wesensglieder in ihrer lauttypischen Tätigkeit an den Ort zu bringen, wo die Heilung notwendig ist.
4. **Die Übung soll am Ende deutlich ins Bewusstsein gebracht werden.** Jeder einzelne Schritt der Übung hat seine eigene Anforderung an das wache Bewusstsein des Übenden. Dieser Teil der Übung gelingt aber nur, wenn die Heileurythmistin ihn selber mit allen Schwierigkeiten erlebt hat und dadurch den Patienten zu einer individuellen Erfahrung leiten kann. Dieser bewusste Abschluss der Übung gelingt nur dann, wenn das Ich des Therapeuten und des Übenden ganz anwesend sind.

10.4 Die Tages- und Nachtprozesse, die im Ätherleib angestoßen werden sollen

Im vorigen Kapitel ist ausgeführt worden, dass in allen einzelnen Schritten der heileurythmischen Übungen primär zunächst die Krankheitstendenzen verstärkt werden und abbauende Prozesse intendiert werden:

1. Im Tönen der Vokale und im Aufbau eines Konsonanten-Bildes und dem dazu gehörenden Hören wird die Einseitigkeit verstärkt. Der Beginn jeder Übung geht von der heutigen Situation aus: die Vokale und Konsonanten sind von ihren ursprünglichen mitklingenden Bewegungen getrennt, dadurch wird ihre Tendenz zur Vereinseitigung aufgegriffen.
2. Im Üben der Bewegungen mit Armen und Beinen bis zur Ermüdung wird Energie und Körpersubstanz in Laut-spezifischer Weise abgebaut.
3. In allen Bewusstseinsprozessen, besonders jedoch in der Anstrengung, eine mehr bildliche oder mehr klangliche Vorstellung nach der Übung aufzubauen, werden Abbauvorgänge im Nervensystem hervorgerufen.

Durch alle diese Schritte werden die oberen Wesensglieder so aktiviert, dass sie direkt abbauend wirken. Der Vokal oder Konsonant wird im Hör- und Sprachraum ergriffen, sie werden in den Gliedern bis zur Ermüdung, bis zur Gewohnheit eingearbeitet, und schließlich wird die spezifische Gestalt des Vokales, des Konsonanten als Vorstellungsinhalt im Nervensystem kognitiv verankert. Wenn der Laut rein und gekonnt geübt worden ist, wird der Abbau in den Gliedmaßen und im Nervensystem so gestaltet sein, dass für ein höheres Bewusstsein die Urgestalt des Lautes in diesem Abbau erkennbar wird. In der darauf folgenden Schlafphase löst sich nun das Tages-Ich aus dem Leibe. Es wandert hinaus in den Kosmos – und nimmt seine lautspezifischen Erfahrungen, die es als Tages-Ich gewonnen hat, mit in die Planeten- und Tierkreiswelt. Hier kann das Nacht-Ich die Urbilder desto besser erreichen, je klarer und regelmäßiger die Abbauprozesse am Tage durch das Üben lautspezifisch eingeprägt wurden. Erst in der Ruhephase oder im Nachtschlaf erfolgt der Aufbau im Leibe so, dass sowohl die plastizierenden Gestaltungskräfte als auch die keimfähigen, plastischen Neubildungskräfte in gesundender Weise einwirken können. Die Ruhephase nach der Übung ist unabdingbarer Teil der Übung, denn nur während der zur Übung gehörenden Schlafphase greifen die aufbauenden Nachtkräfte so ein, dass aus dem vorher intendierten Abbau eine Heilung geschaffen wird.

Zwischen dem Üben der Laute und der nachfolgenden Ruhephase sollten nur so wenig Sinneseindrücke wie möglich aufgenommen werden. Der Weg zum Ruhelager muss kurz sein, Umgebungsgeräusche sollten die Ruhezeit nicht stören.

10.5 Die Verwandlung von ‹Bewegung›, ‹Gefühl› und ‹Charakter› zur Heileurythmie

«Geradeso wie der Bildhauer mit der Flächenführung, der Rezitator mit seiner Lautgestaltung, der Musiker mit seiner Tongestaltung, so muss mit ‹Bewegung›, ‹Gefühl› und ‹Charakter› der Eurythmiker ***alles*** *dasjenige erreichen, was zu erreichen ist. Das andere darf* ***alles*** *nicht in Betracht kommen. Das ist der Bereich der Mittel für die eurythmische Kunst. Mit diesen Mitteln muss* ***alles*** *erreicht werden»* (GA 279, 4. 8. 1922). Diese Aussage bezieht sich auf die Kunsteurythmie. Es wurde schon darauf hingewiesen, dass die Beschreibung der «Elemente der Eurythmie» zeitlich erst ein Jahr nach dem Heileurythmie-Kurs erfolgt ist. Folgerichtig ergibt sich die Frage, wieweit die drei Elemente ‹Bewegung›, ‹Gefühl› und ‹Charakter› schon im Heileurythmie-Kurs – mit anderen Worten – beschrieben werden? Die Darstellung in Kap. 4 wird jetzt für die Heileurythmie weiter geführt.

Bisher wurden vier Kriterien genannt, um die Besonderheit der Heileurythmie gegenüber der künstlerischen Eurythmie herauszuarbeiten. Sie gelten für alle heileurythmischen Vokal- und Konsonantenübungen:

1. Die Lautbewegungen werden räumlich auf Arme, Beine und den ganzen Leib erweitert.
2. Die Übungen werden zeitlich durch längeres Wiederholen derselben Bewegung rhythmisch gedehnt.
3. Die einzelne Übung wird bis zur (mehr oder weniger starken) Ermüdung geübt.
4. Die einzelne Übung soll am Ende als Ganzheit von (gesprochenem oder gehörtem) Klang und Bewegungserlebnis im Bewusstsein neu gebildet werden.

In der Ausbildung der eurythmischen Fähigkeit, einen Laut zu gestalten, wird in der Regel das Element ‹Bewegung› zuerst nachahmend ausgeübt.

Danach wird der ‹Charakter› im Üben immer deutlicher erfahren. Die Wahrnehmung der Kräfte des Umkreises – der Sog und Druck aus der Umgebung – also das ‹Gefühl› – wird zuletzt übend ergriffen. Das Üben der Lautbewegung einerseits und die kontrollierende Innenwahrnehmung aller Bewegungselemente während des Tuns andererseits bilden die sinnlich-lebendige Grundlage der eurythmischen Bewegung. Durch den Tast-, den Eigenbewegungs-, den Gleichgewichts- und den Lebenssinn werden die Bewegungen innerlich abgetastet, sie können dadurch lernend verbessert werden. Auf diesem Fundament erweitert sich der Zugang zu dem Laut. Die Sinnessymbiosen, die als dreifache Farbigkeit zu den Lauten gehören, öffnen den imaginativen Zugang zum Laut. Die Kenntnis des geisteswissenschaftlich beschriebenen Zusammenhanges des Lautes mit dem Kosmos verstärkt diesen spirituellen Zugang. Das eurythmische Bewegen wird zu einem Übungsweg, um die schöpferischen Wesen, die Teil des Logos sind, zu finden (Heigl).

Dieser Zusammenhang lebt durch die Eurythmie-Grundausbildung in jeder Heileurythmistin. Wenn sie mit dem Patienten übt, soll dieser die Eurythmiefigur zunächst nicht sehen. Es entsteht sonst die Gefahr, dass er sie unbewusst im eigenen Bewegen kopiert. Dies würde verhindern, dass er während seines Übens eigene leibbezogene Erfahrungen macht. Auch der Bereich des symbiontischen Farberlebens soll ihm nicht durch Erklärungen eröffnet werden, sondern diese sollen durch eigene Erfahrungen im nachahmenden Tun erlebt werden. Dies ist allerdings nur dann möglich, wenn die Eigenwahrnehmung der Elemente ‹Bewegung›, ‹Gefühl› und ‹Charakter› kräftig genug in der Seele der Therapeutin lebt.

Um es an einem Beispiel deutlich zu machen: Wieweit gelingt es dem Therapeuten selber, die Schwere und Leichte in der ‹Bewegung› des I so wahrzunehmen, dass in der Seele sekundär das Orange als Sinnessymbiose aufklingt? Wird das Spannungsfeld von Sog und Druck (und anderen Umkreiskräften) als Gefühl für das I so wahrgenommen, dass in der Seele synergistisch das Rot des I erlebt wird? Kann das Anspannen und Lösen der Muskeln im Bewegen so ergriffen werden, dass in der Seele als Sinnessymbiose das Blau des ‹I-Charakters› aufklingt?

10.5.1 Die Verwandlung des Elementes ‹Bewegung›

Die drei Elemente der eurythmischen Bewegung (‹Bewegung›, ‹Gefühl› und ‹Charakter›) wurden in Kap. 4.1 beschrieben. Mit ‹**Bewegung**› wird von Steiner der sichtbar erscheinende Anteil des Bewegungsablaufes charakterisiert. Dieser Anteil ist unmittelbar wahrnehmbar, er ist auch im Film und in isolierten Versuchsbedingungen immer erkennbar. Mit ‹Bewegung› wird der räumlich-zeitliche Aspekt einer menschlichen Bewegung isoliert betrachtet. Während der Bewegung wird die wirkende Schwere mehr oder weniger stark erlebt.

Am Ende einer heileurythmischen Übung soll eine Ermüdung oder leichtes Schwitzen auftreten. Sowohl die Ermüdung als auch das Schwitzen ruft eine wohlige Schwere der Glieder hervor. Gleichzeitig wird unbewusst bei jedem Wiederbeginn der Übungen die Leichte der früher schon geübten Bewegung erlebt. Durch das bewusstere Erfahren der Schwere und Leichte während der ‹Bewegung› wird die eurythmische Bewegung zur Heileurythmie gesteigert. Auch die Wiederholung der Übung einerseits und die Erweiterung der Bewegung auf Arme und Beine steigert dieses Element.

Bei dem Üben der Heileurythmie ist es gut, wenn am Ende der jeweiligen Therapie die Müdigkeit deutlich erlebt wird. **Im Verhältnis zur Eurythmie muss das Element ‹Bewegung› in der Heileurythmie gesteigert, verstärkt werden.**

10.5.2 Die Verwandlung des Elementes ‹Gefühl›

Das ‹Gefühl›, der ‹**Schleier**› beschreibt das Umkreis-Gefühl während der eurythmischen Bewegung. Dieses Element der Bewegung wird als ein Saugen oder als ein kaum spürbarer Zug, ein leichtes Berühren oder Drücken von außen erfahren. Dieses Saugen oder Drücken verwandelt sich, wenn verschiedene Gefühls-Tingierungen erlebt und gestaltet werden sollen.

Im Heileurythmie-Kurs findet sich eine Stelle, die sich auf das ‹**Gefühl**›, auf die Schleierbewegung bei den Konsonanten beziehen kann. Am Beispiel vom Ha und eF wird ausgeführt (GA 315, 14.4.1921):

«Also Ha: da haben wir das starke Aufgehen in der Außenwelt, man will nicht in sich bleiben, man will hinaus, um im Äußeren zu leben. Das eF: Sie sehen das starke Bestreben, nicht allzu scharf in die Außenwelt zu gehen, sondern im Inneren zu verbleiben.» Diese Aussage bezieht sich auf das eurythmische Tun: der Umraum soll verschieden stark erlebt und in die Bewegung integriert werden. Unterschiedliche Erfahrungen können experimentierend wahrgenommen werden, wenn das eF einerseits und das Fe (phi) als griechisches F eurythmisch erübt werden. Das Erleben von Schwere und Leichte, also die ‹Bewegung› und auch das Anspannen und Lösen, also der ‹Charakter› bleiben bei beiden Arten der Lautbewegung weitgehend gleich.

Bei dem **Fe** erfordert die eurythmische Gestaltung, dass sich die Ausführende weit in den Umkreis hinaus gezogen fühlt. «Ich bin weit in der Peripherie und fühle meine Grenzen von außen.» Diese Beschreibung gilt für alle Konsonanten, die mit einem nachgestellten Vokal klingen (Ha, Ka, Ge, Te, De, Pe, Be; We): Das Ich der Eurythmistin erlebt sich im Bewegungsanteil ‹Gefühl› oder ‹Schleier› von außen heranwehend, aus der Peripherie an den durch den ‹Charakter› bestimmten Grenzen haltmachend.

Bei dem **eF** ist diese Kraft des ‹Gefühls› aus dem Umkreis weniger stark. Hier kann das Erleben so beschrieben werden: «Ich erweitere meinen Innenraum in die Umwelt.» Das Ich der Eurythmistin erfährt in dem Bewegungsanteil ‹Gefühl› den Umkreis näher an der eigenen Gestalt, mehr vom eigenen Zentrum ausgehend. Der ‹Schleier› schwingt weniger stark aus der Weite des Umkreises wie beim Fe, sondern mehr in der unmittelbaren Umgebung. Er berührt ‹Bewegung› und ‹Charakter› des Lautes mehr von innen. Diese Gestaltung des ‹Gefühls› gilt auch für eM, eN, eL, eR, eF und eS.

Das Spannungsfeld von Sog und Druck von außen muss für diese Unterscheidung der Konsonanten mit vor- oder nachgestelltem Vokal von der Eurythmistin bewusst ergriffen werden, um dieses Detail sichtbar werden zu lassen. Dieses Element ist in der Ausbildung zur Eurythmie am schwersten zu erlernen. Die Fähigkeit, dieses Element in den verschiedenen Farben sinnessymbiontisch erscheinen zu lassen, bestimmt ganz wesentlich die Aussagekraft der Eurythmie als Kunst.

In der Heileurythmie soll der Patient seine ganze Aufmerksamkeit und seinen Übwillen auf die exakte ‹Bewegung› und den ‹Charakter› richten. Der ‹Schleier› bleibt ihm verborgen. Auch die Heileurythmistin entdeckt beim intensiven therapeutischen Tun, wie sehr das ‹Gefühl› zurücktritt.

10.5.3 Die Verwandlung des Elementes ‹Charakter›

Das dritte Element jeder eurythmischen oder heileurythmischen Bewegung wird ‹**Charakter**› genannt: *«Sie spannen die Stirn an, … Sie geben Kraft den Muskeln des Oberarmes bei irgendeiner Bewegung; oder Sie fühlen, Sie stellen bewusst, indem Sie auf den Boden drücken, die Füße auf … Das ist das dritte Element, der ‹Charakter›.»*

Das Erleben der eigenen Kraft wird in die eurythmische Bewegung hineingetragen und dort gestaltet. Hierdurch wird der eigene Wille als Tätigkeit wahrgenommen. Dieses Willenselement wurde im Anfang der pädagogischen Arbeit, so wurde es oben zitiert, von den Eurythmisten noch nicht genügend beachtet.

Im Heileurythmie-Kurs 1921 wird die Notwendigkeit, den Charakter in der Heileurythmie zu betonen, nur angedeutet: *«Also bei demjenigen [Patienten], den man diese Sachen zu Heilzwecken ausführen lässt, bei dem muss man durchaus darauf bedacht sein, das er die Dinge fühlt, also beim E richtig das Bedecken des einen Gliedes durch das andere fühlt. … Beim O soll nicht nur gefühlt werden dieses Kreisschließen, sondern es soll auch die Biegung gefühlt werden. Man soll also fühlen, dass man einen Kreis bildet.»* Im Stuttgarter Vortrag (GA 315, 28. 10. 1922) wird es dann bei der Beschreibung der O-Übung deutlicher gesagt: *«Aber **alle** diese Formen, die heileurythmisch Erfolg haben sollen, müssen verbunden sein mit einem deutlichen Spüren des betreffenden Muskelsystems. […] heileurythmischen Erfolg hat es erst, wenn Sie tatsächlich beim Ausführen der Übung die Muskeln durch den ganzen Arm hindurch spüren. Die lose, schlenkerische Form hat nicht die Wirkung, sondern das Spüren des ganzen Muskelsystems bis in die Einzelheiten hinein, das hat erst die entsprechende heileurythmische Wirkung.»* **Der ‹Charakter› einer heileurythmischen Bewegung wird verstärkt, wenn die Muskeln**

bis in alle Einzelheiten hinein – stärker als bei der eurythmischen Bewegung – gespürt werden.

10.5.4 In welcher zeitlichen Folge werden die Elemente der Bewegung erfahren?

Die Notwendigkeit, die Muskeln in der Erfahrung des ‹Charakters› wirklich zu spüren, gilt in der Heileurythmie für alle Laute, für die Vokale ebenso wie für die Konsonanten. Hierfür ist es erforderlich, die zeitliche Reihenfolge, wann die Elemente ‹Bewegung›, ‹Gefühl› und ‹Charakter› während einer Lautbewegung auftreten, zu beachten. Diese Orientierung gelingt am leichtesten beim ‹Charakter›. Der ‹Charakter› wird regelmäßig am Ende der einzelnen **Vokalübung** in der Endstellung betont. Bei jeder «großen» Vokalübung wird der ‹Charakter› auch intensiv erlebt, wenn durch das gesteigerte Tempo beim Schwingen des Lautes z.B. der A-Winkel der Arme gehalten werden muss.

Vor Beginn der Vokalgestaltung ruft sich der erfahrene Eurythmist zuerst das Umkreis-Element ‹Schleier› vor die Seele. Noch ist keine Bewegung sinnlich wahrnehmbar und doch ist der ganze Laut schon als innerer Entwurf, als Tableau im ‹Gefühl› anwesend. Der Eurythmist gewinnt bei der Vokalgestaltung aus dem ‹Schleier› den richtigen Bewegungsansatz, er lässt den Vokal danach durch die ‹Bewegung› in Erscheinung treten. Je nach der Willensbetonung des Vokals wird der ‹Charakter› schon während des Bewegungsablaufs angedeutet anwesend sein, in jedem Fall soll er in der Endgestalt dominieren. Von dieser allgemeinen Aussage gibt es eine Ausnahme: Nur bei dem Laut Ei gibt es keine Endstellung, keine Bewegungsruhe im ‹Charakter›. Das Element ‹Bewegung› und der ‹Charakter› wechseln sich bei diesem Laut regelmäßig ab.

Aus den Figuren kann nicht abgelesen werden, wann der **‹Charakter›** bei den **Konsonanten** dominiert. Eine Besinnung auf den Ausgangspunkt dieser Untersuchung führt aber weiter: Die eurythmischen Bewegungen der Konsonanten werden im Heileurythmie-Kurs aus der polaren Ordnung zur Sprache entwickelt (siehe Kap. 6.1). Es wurde beschrieben, dass das **Willenselement in der Sprache** sich in den stoßigen Anteilen der Lautbildungen am deutlichsten zeigt. Die Anspannung der Muskeln beim Ansatz zum Sprechen der **Stoßlaute** K oder T oder P kann bis in die Bauchmuskulatur und das Zwerchfell gespürt werden. Danach strömt der Sprachfluss und zeigt uns hierin seinen ‹Bewegungsanteil›. Die Zeitordnung bei der eurythmischen Gestaltung der Konsonanten kehrt sich um: im Bewegen der Stoßlaute dominiert im Beginn das Element ‹Bewegen›, der gestaltete Laut endet in einer Endstellung, im ‹Charakter›. Die Muskeln sollen bei der Heileurythmie gespürt werden. Bei schnellen Bewegungen ist der ‹Charakter› schon während des Bewegungsablaufes anwesend, er überwiegt am Ende der Gesamtbewegung. **Die eurythmische Gestaltung der Stoßlaute endet mit der Betonung des ‹Charakters›.**

Einzelne erfahrene Eurythmisten können auch den Ansatz der Stoßlaut-Gestaltung, der vor jeder sichtbaren Bewegung ergriffen werden muss, beschreiben. Diese sagen, dass in dem vorbereitenden Tableau des Lautes schon der ‹Charakter› überwiegt. Wann das Element ‹Schleier› zeitlich einzuordnen ist, bleibt bei dieser Beobachtung offen.

Bei den **Blaselauten** ist es umgekehrt: das Sprechen eines H beginnt stark blasend, die gesprochene Lautbildung endet mit einem kleinen abschließenden Stoß, der in sich das ‹Charakterelement› enthält. In der eurythmischen Gestaltung der Blaselaute wird diese Reihenfolge wieder umgekehrt: Das eurythmische H beginnt mit der geballten Kraft des ‹Charakters›. Hier dominiert die Kraftempfindung, danach fließt der Bewegungsstrom und die ‹Bewegung› dominiert. Die eurythmische Gestaltung der **Blaselaute beginnt mit der Betonung des ‹Charakters›.**

Im vorbereitenden Tableau des Bewegungsansatzes dominiert bei den Blaselauten das ‹Bewegungselement›. Auch hier muss die Frage nach der zeitlichen Einordnung des ‹Schleiers› offen bleiben.

Bei den **Mittellauten** wurde in Kap. 6.1 ausgeführt, dass sich hier die blasenden und stoßigen Elemente sowohl in der Sprache als auch in der Eurythmie rasch abwechseln. Denn bei ihnen wiederholen sich in rascher Folge Anstoßen und Weiter-Schwingen im Sprechen. Auch in der Eurythmie wechselt bei allen Mittellauten die Dominanz von ‹Bewegung› und ‹Charakter› im Gestalten der Laute. Durch einen kraftvollen Bewegungsfluss können die Elemente ‹Bewegung› und ‹Charakter› in einem gesteigerten Gleichgewicht gehalten werden.

Die Mittellaute sollen auf die zentralsten Anteile des Aufbaues im Menschen wirken. Sie sollen dem Organismus die Kraft geben, die für den Aufbau und die Heilung notwendigen Prozesse und Substanzen in die erkrankten Organe zu leiten. Hierfür ist besonders wichtig, dass der ‹Charakter› stark wirksam ist.

Welcher Bewegungsanteil im vorbereitenden Tableau bei den Mittellauten dominiert, wird sehr unterschiedlich beschrieben.

Der Heileurythmist muss die zeitliche Ordnung von ‹Bewegung›, ‹Gefühl› und ‹Charakter› in der Führung so bewusst ergreifen, dass der Patient diese Ordnung unbewusst nachahmt und selber den ‹Charakter› in sich als Muskelspannung spürt, ohne dass er darauf hingewiesen wird.

Für die Anteile der «Seelenübungen» (Kap. 9), die nicht als Laute auftreten (Bejahung/Verneinung, Sympathie/Antipathie, Liebe/Hoffnung, Lachen/Verehren), sind die Elemente ‹Bewegung›, ‹Gefühl› und ‹Charakter› bisher nicht dargestellt.

10.5.5 Zusammenfassung

In der Vorbereitung einer Lautgestaltung wird in der Seele die sachgemäße Lautstimmung entwickelt. Diese enthält wie in einem Tableau schon alle drei Elemente ‹Bewegung›, ‹Gefühl› und ‹Charakter› in einem Keimzustand.

In der Ausführung der Bewegung der Vokale und der Stoßlaute wird zunächst die ‹Bewegung› ausgeführt, danach folgt der ‹Charakter›, er dominiert am Ende. Bei den Blaselauten wird aus dem Tableau heraus in der Bewegung zuerst der ‹Charakter› ergriffen, erst danach herrscht der ‹Bewegungsanteil› vor. Bei den Mittellauten und bei dem Laut Ei wechseln die Elemente ‹Bewegung› und ‹Charakter› rhythmisch ab. Die Elemente ‹Bewegung› und ‹Charakter› werden in der Verwandlung von der Eurythmie zur Heileurythmie jeweils verstärkt, das ‹Gefühl› tritt weit zurück.

11. Wie harmonieren Sprechen und Bewegen zusammen?

11.1 Wann spricht die Heileurythmistin den Konsonanten, wann bewegt sich der Patient?

Noch einmal soll der zentrale Ausgangspunkt, auf dem diese Untersuchung aufbaut, angesprochen werden: Die eurythmische Bewegung der Konsonanten entwickelt sich aus der Verwandlung der Sprechbewegung (Kap. 6). Diese zeigt sich in der Gestaltung der mehr blasenden, fließenden und der mehr stoßenden, ballenden Anteile des Sprachflusses. Im Sprechen wird der stoßende Beginn bei den Stoßlauten, das stoßige Ende der Blaselaute betont. In der Eurythmie wird diese Reihenfolge umgekehrt: Bei dieser steht die ‹Bewegung› am Beginn der Gestaltung der Stoßlaute und am Ende der Bewegung der Blaselaute. In der Eurythmie heißt der Bewegungsimpuls, der in der Sprache das Stoßen genannt wird, der ‹Charakter›; derjenige, der als Blasen bezeichnet wird, die ‹Bewegung›.

Sprechbewegung der **Stoßlaute**:
Beginn: stoßig — Ende: blasend
Eurythmiebewegung der Stoßlaute:
Beginn: ‹bewegend› — Ende: ‹charakterbetont›

Sprechbewegung der **Blaselaute**:
Beginn: blasend — Ende: stoßig
Eurythmiebewegung der Blaselaute:
Beginn: ‹charakterbetont› — Ende: ‹bewegend›

Sprechbewegung bei den **Vokalen**:
Beginn: leicht stoßig — Ende: blasend
Eurythmiebewegung bei den Vokalen:
Beginn: ‹bewegend› — Ende: ‹charakterbetont›

Der klassische Aufbau der heileurythmischen Übung wurde in den drei Schritten in Kap. 10 ausführlicher beschrieben. Es soll nun noch untersucht werden, wie der Konsonant, der von der Therapeutin gesprochen und vom Patienten gehört wird, mit der Bewegung zeitlich zusammenklingt. Für die **Stoßlaute** gilt: Der Sprachansatz ist im Anfang geballt, aber noch nicht hörbar. Während dieser Zeit muss die eurythmische Bewegung des Stoßlautes schon fließend beginnen, die ‹Bewegung› muss vor dem hörbaren Laut sichtbar werden, sie muss **vorgreifen**. Die ‹Bewegung› in der Eurythmie tritt dann zeitgleich mit dem noch unhörbaren stoßenden ‹Charakter› der Sprache in Erscheinung. Danach wird der Stoßlaut hörbar. Jetzt überwiegt der ‹Bewegungsanteil› der Sprache. Während dieses fließenden Ausklingens der Sprache muss die Endstellung, in der die Muskelspannung in der eurythmischen Bewegung zutage tritt, erreicht werden. Der ‹Bewegungsanteil› der Sprache ertönt dann zeitgleich mit dem eurythmischen ‹Charakter›.

Für die **Blaselaute** gilt die umgekehrte Zeitordnung, wenn wir auf das exakte Zusammenklingen von Sprache und eurythmischer Bewegung achten. Bei den Blaselauten ist der Sprachansatz im Anfang blasend, fließend. Zeitgleich soll die eurythmische Bewegung schon kraftvoll mit der ballenden Geste in Erscheinung treten und den ‹Charakter› gleich am Anfang der Bewegung betonen. Wenn dann die Sprache mit einem zarten Stoßen den Blaselaut abschließt, entfaltet sich der eurythmische ‹Bewegungsanteil›. Bei den Blaselauten **folgt** die eurythmische Bewegung der Sprache, sie greift nicht vor wie bei den Stoßlauten.

Die **Mittellaute** liegen wieder dazwischen. Hier erklingt der gesprochene Laut mit seinem Wechsel von stoßigen und blasenden Anteilen und die eurythmische Bewegung mit dem Wechsel von ‹Bewegung› und ‹Charakter› zeitgleich. Die Exaktheit der zeitlichen Ordnung sollte gekannt werden, um im Umgang mit den Patienten dann im Einzelfall Freiheit für Abweichungen zu haben.

11.2 Die gefährliche Konstellation: Selber sprechen und gleichzeitig eurythmisieren

An vielen Stellen bestand bisher die Gelegenheit, Eurythmisten und Heileurythmistinnen zu beobachten. Deshalb sei es erlaubt, auf eine Gefahr hinzuweisen. Unabhängig davon, ob es in der Heileurythmie oder in

Laienkursen auftritt: Immer wieder ist zu bemerken, dass KollegInnen gleichzeitig sprechen und sich dabei selber eurythmisch bewegen. Ist dieses **gleichzeitige** Bewegen der Sprache und der Glieder sinnvoll, hilfreich oder sogar gefährlich?

Wieder wird der Ausgangspunkt aufgesucht: die Sprachbewegung. In der Bewegung der Sprachorgane lebt sich der ganze Mensch aus. Während des Sprechens wird durch den Nerven-Sinnes-Menschen eine Ganzheit von Vorstellungsinhalten, von Gefühlen und Willensimpulsen erzeugt, aus einem Keimzustand in ein leibliches Werden und Sein gerufen. Der Sprachorganismus wird in allen seinen Teilen vom Ätherleib in der Weise bewegt, dass die Sprache sowohl Ausdruck von der Persönlichkeit als auch von dem Inhalt, der ausgedrückt werden soll, ist. Wenn Eurythmie gemacht wird, wird der Ätherleib in den Gliedmaßen gleichzeitig zu derselben Tätigkeit veranlasst. Er muss, wenn gleichzeitig gesprochen und bewegt wird, an zwei Stellen simultan gegenteilige Dinge tun, denn *«das Eurythmische* [muss sich] *polar verhalten zu dem, was der eigentliche Sprechvorgang ist»* (GA 315, 14.4.1921). Dieses doppelte, in sich polare Tun schadet dem Ätherleib. An einem Beispiel soll dies weiter erläutert werden: Der Ätherleib ist tagsüber im Nerven-Sinnes-Menschen so tätig, dass Gedanken gebildet werden können. Das Bilden der Gedanken korreliert mit dem graduellen Abbau der Nerven. Nachts kann er keine Gedanken entstehen lassen, jetzt wird das Gehirn wieder regeneriert. Der Ätherleib kann nicht gleichzeitig aufbauend versorgen und abbauend Gedanken bilden. Ebenso kann er nicht gleichzeitig die Lautgestalt in der Sprache oben und in den Gliedern unten ausführen. Die identische Tätigkeit des Ätherleibes darf in den verschiedenen Ebenen der Dreigliederung nicht gleichzeitig gefordert werden. Die Tag- und Nachtseite seiner Aktivität darf nicht vermischt werden. Der Ätherleib wird geschädigt, geschwächt, wenn gleichzeitig gesprochen und eurythmische Bewegungen ausgeführt werden. Gegen die kurzfristigen Wechsel von Sprechen und Tun bestehen keine Bedenken, nur die Gleichzeitigkeit wirkt kränkend.

12. Welche räumlichen Beziehungen sind wichtig?

12.1. Die Richtung der heileurythmischen Bewegung im Raum

Nur an einer Stelle taucht im Kurs ein Hinweis auf, dass auch der Ort der Sprachbildung und die dominante Bewegungsrichtung der eurythmischen Geste gesetzmäßig geordnet sind. *«Und man wird [...] das Lippen-R besonders dadurch ausdrücken, dass man die Bewegung weiter nach unten führt, das Zungen-R, indem man sie mehr in der Horizontalen macht, das Gaumen-R, indem man sie mehr nach oben macht»* (GA 315, 14.4.1921). Dabei fällt wieder auf, dass auch in dieser Beziehung die Sprachbildung und die Bewegung polar geordnet sind: die weit «unten» gebildeten Gaumenlaute sollen nach oben, die weit «oben» gebildeten Lippenlaute sollen nach unten gestaltet werden.

Es besteht an dieser Stelle die Möglichkeit, diese Aussage nur auf das R zu beziehen. Es ist aber naheliegend, eine allgemeine Regel anzunehmen. Es könnte sein, dass die heileurythmische Wirkung gesteigert wird, wenn Lautbildung und heileurythmische Gestaltung dieser Regel folgen:

1. **alle Lippenlaute werden als Bewegung nach unten geführt,**
2. **alle Zahnlaute werden als Bewegung in der Horizontalen gestaltet,**
3. **alle Gaumenlaute werden als Bewegung nach oben eurythmisiert.**

Diese Regel wird nur für die Heileurythmie vorgeschlagen.

12.2 Ort der Bewegung und Ort der Wirkung

Weiter soll untersucht werden, welche räumliche Beziehung der Ort der Krankheit und der Ort der therapeutischen Tätigkeit zueinander haben. Es wird daran erinnert, dass in der **Krankengymnastik** (Kap. 5.1) die Stelle, die erkrankt ist, und die Stelle der therapeutischen Einwirkung in der Regel nahe beieinander liegen. Bei einer schmerzhaften Lumbago wird das Ziel der Therapie sein, durch passive und aktive Maßnahmen die Blockade zu lösen und die normale Beweglichkeit wieder herzustellen. Die Bewegungstherapie kann zunächst an peripheren Stellen ansetzen, sie wird sich aber so bald wie möglich dem Ort der Blockade selber zuwenden.

In der Heileurythmie deuten mehrere Beispiele darauf hin, dass diese einfache Beziehung zwischen dem Hauptort der Erkrankung und der therapeutischen Einwirkung nicht gilt. Im 5. Vortrag (GA 315, 16.4.1921) werden nacheinander drei räumliche Beziehungen von den Krankheiten und den therapeutischen Maßnahmen geschildert.

12.2.1 Migräne – B

Bei der Migräne soll vorwiegend das B eingesetzt werden. Der Ort des Schmerzes wird nicht bewegt, der Wirkort der Therapie liegt in den Beinen: *«die Migräne oder sonstigen Kopfschmerzen»* sollen durch eine Übung geheilt werden, die besonders stark die Beuge- und Streckbewegung der Beine betont. Bei der Migräne steigen Substanzen, die noch nicht genügend verfeinert sind, in ungesunder Weise in die Aufbauprozesse in den Kopf. Der Migräneschmerz ist der Versuch des Organismus, diese «innere Vergiftung» wieder zu überwinden. In Kap. 6.2.3 wurde geschildert, wie das B therapeutisch wirkt: die Kraft im Organismus soll gesteigert werden, durch die Substanzen qualitativ verwandelt und so weit «gereinigt» werden, dass sie dem Aufbau im Kopf dienen können. Dies ist nur dann möglich, wenn sie die Ich-offene Qualitätsstufe erreicht haben. Die Indikation des B stützt die vorgeschlagene Indikationsordnung.

12.2.2 Unregelmäßigkeiten im Unterleib – M

Diese Übung, die unmittelbar anschließend geschildert wird, ist polar dazu gestaltet. Die Patientin mit *«Unregelmäßigkeiten im Unterleib»*, mit schmerzhaften Dysmenorrhoen soll das M mit dem Kopf gestalten. Dabei ist darauf zu achten, dass der Kopf eine reine Rechts-links-Beugung in der M-Gestaltung macht. Eine drehende Bewegung würde aus dem M-Bewegen herausfallen. Gleichzeitig wird das M auch mit den Armen in der Mitte gemacht. Wieder ist es so, dass ein Krankheitssymptom «unten» dadurch geheilt wird, dass die Therapie räumlich polar «oben» angesetzt wird. In Kap. 6.2.4 wurde vorgeschlagen, die ordnende Kraft des M heranzuziehen für die Krankheiten, in denen die zeitlichen Prozesse des organbildenden Ätherleibes in Unordnung geraten sind. Dieser Gedanke wird bei der Indikation bestätigt: der zeitliche Ablauf der Periode wird geordnet.

12.2.3 Ordnung des Atmungs- und Zirkulationsrhythmus – R

Die Beeinflussung der Rhythmen von Atmung und Zirkulation soll mit dem R erreicht werden. Für diese Erkrankungsgruppe, die im mittleren Menschen liegt, sind die Bewegungen in der Mitte anzusetzen. Die in Kap. 12.1 formulierte Regel wird hier bestätigt: Es ist wichtig, darauf zu achten, in welcher Höhe des Leibes und in welcher Richtung die heileurythmischen Bewegungsübungen bei den verschiedenen Konsonanten gemacht werden.

Durch die Anordnung der Darstellung wird wieder auf eine Regel gewiesen: Die Heileurythmie setzt am polaren Ort an: die Migräne wird durch Beinbewegungen, die Unterleibsbeschwerden durch Kopfbewegungen therapiert. **Je weiter der Ort der Einwirkung vom Ort des Leidens entfernt ist, desto sicherer wirkt die Therapie auf den Ätherleib, um eine Heilung zu erreichen.** Die Krankengymnastik sucht räumlich den Ort der Pathologie und setzt die Therapie lokal an. Die Identität von Krankheits- und Wirkort kann physisch genannt werden. Die Heileurythmie ist eine Therapie, die die Eigenregulation anregt und indirekt – nach den Gesetzen des Ätherleibs – vom polaren Ort aus wirksam wird.

13. Embryologische Gestaltungsgesten und ihre Spiegelung in der Heileurythmie

‹Bildungskräfte› – ‹Aussonderungsprozesse› – ‹Befestigen› und ‹Wahrnehmen›

Ein Beitrag zum Verständnis des 7. Vortrages

13.1 Welche geistigen Werdekräfte werden beschrieben?

Durch den Vortrag vom 18.4.1921 wird einerseits der 2. Ärztekurs (GA 313), andererseits der Heileurythmie-Kurs (GA 315) überhöht und abgeschlossen. Der ideelle Inhalt beider Kurse zielt auf dieses gemeinsame Finale. Zu Anfang greift dieser Vortrag weit in die Vergangenheit: In die Zeit, in der die Evolution der Erde und des Menschen noch unmittelbar zusammenhingen. Es wird angedeutet, dass damals drei schöpferische Kräfte sowohl in der Ausgestaltung des Erdorganismus wie in der Leibbildung des Menschen gemeinsam wirksam waren. In der Erdbildung sind diese Kräfte heute fast vollständig zu ihrem Ende gekommen. Im Mikrokosmos Mensch wirken sie noch während der embryologischen Entwicklung, während jeder Leibbildung. In dieser Funktion werden sie im Anfang des Vortrages geschildert:

1. Es werden die formenden, gestaltenden ‹**Bildungskräfte**› genannt. Sie sind überall tätig und ergreifen die lebendigen Keime oder Organ-Anlagen, die geformt werden sollen. Als Beispiel wird im Vortrag die Entwicklung des **Auges** herangezogen. Die zentripetale Formung der Linse aus der embryonalen Haut einerseits und die zentrifugale Ausstülpung von Gehirnanteilen zum Innenauge andererseits sind anschaubare Beispiele für diese formenden ‹Bildungskräfte›. Hier knüpft die Darstellung unmittelbar an den 1. Heileurythmie-Vortrag an, in dem die Gestaltimpulse des Kehlkopfes und des Hinterhauptes zueinander in Beziehung gebracht werden. Ausführlicher werden diese gestaltenden, plastizierenden Kräfte in dem Vortrag geschildert:

«Die Gestaltung des Menschen als Ergebnis kosmischer Wirkungen» (GA 208, 28.10.1921).

2. Jeder neu eingreifende, formende Bildungsimpuls kann nur wirksam sein, wenn er auf einen entwicklungsfähigen Keim trifft, der sich auch formen lässt. Die befruchtete Eizelle in all ihren Hüllen ist in ihren Substanzen dafür offen, gestaltet zu werden. Die Zellbereiche, die aus der embryonalen Haut zur Anlage der Linse umgebildet werden, oder die Anteile des embryonalen Nervensystems, die zu der Anlage der Retina geformt werden sollen, müssen für die neuen Gestaltimpulse erst empfänglich gemacht werden. Denn nicht jeder Ort im werdenden Embryo ist offen für Bilde-Impulse, die zu der Anlage von neuen Organen führen. Diese Empfänglichkeit wird in der Embryologie vielfach dadurch erreicht, dass Substanzen in feinsten Mengen, in geordneten Mustern aus den Zellen ausgeschieden werden. Diese «Botenstoffe» stammen aus Zellen, sie werden zuerst ausgesondert und wirken danach von außen zurück auf die Zwischen-Zell-Substanz und die Zellmembran. In dieser werden komplizierte Verwandlungsimpulse angestoßen, die eine Rückwirkung auf die genetische Ausprägung im Zellkern haben. Die Verwandlung einer Haut- in eine Linsenzelle, die Weiterentwicklung eines Hirnbereiches zur Retina wird auf diese Weise ermöglicht. Die Gestaltungskräfte können nur dann wirksam werden und neue Formen entstehen lassen, wenn gleichzeitig Spuren von Substanzen – Kalzium ist dabei am besten untersucht (Laue 2004) – aus der Zelle ausgeschieden werden und von außen auf die Zellmembran wirken.

Ein entsprechender Vorgang ist auch noch beim erwachsenen Organismus erkennbar. Für jedes Wachstum, für jede Regeneration sind die entsprechenden Zytokine und Hormone als Werkzeuge notwendig. Diese müssen ausgesondert werden, um die Zellen empfänglich für Gestaltungs- und Heilungsvorgänge zu machen. Letztlich dienen alle Drüsenausscheidungen, die nach außen als Exkrete, als Hormone in das Blut und als Zytokine in den Zellen ausgesondert werden, den Lebensprozessen des Organismus. Die Betrachtung der naturwissenschaftlich erforschbaren «Bausteine» ergänzt das geisteswissenschaftliche Forschungsergebnis, dass die gestaltenden Kräfte «von außen», aus der Peripherie des Kosmos nur dann wirksam werden können, wenn geordnet dazu ‹**Aussonderungsprozesse**› oder «**Absonderungsprozesse**» auftreten. Sie werden als zweite wirksame Kraft in dem Vortrag genannt. (Die Worte Aussonderung, Absonderung, Sonderung etc. werden synonym benutzt.)

Die **Sonderung als mittlerer Lebensprozess** wird in Vorträgen und im ‹Fragment› (GA 170, 15.8.1916 + GA 45, Kap. IV) beschrieben. Sie existiert im Organismus immer in der Doppelheit: Drüsensekrete werden einerseits aus der Drüsenzelle **nach außen** z.B. auf die Körperoberfläche, in den Darm oder auch in das Blut (als Hormone) abgegeben. Diese zentrifugale Geste hat ein Korrelat **nach innen**: Substanzen werden innen im Organismus aus einem relativ fremden, mineralischen Zustand qualitativ gesteigert, sie werden so «emporgesondert», dass sie zuletzt dem Ich des Menschen dienen können. Dieser aufsteigende Sonderungsvorgang wird im 5. Kapitel des Buches «Grundlegendes für eine Erweiterung der Heilkunst» (GA 27) beschrieben und wurde als physiologischer Vorgang dargestellt (Laue 2000). Die aufsteigende Metamorphose der Substanzbildung nach innen ist nur möglich, wenn die polaren Gesten kompensatorisch stattfinden: Substanzen werden aus dem lebendigen Innengeschehen spezialisiert und ausgeschieden und dadurch graduell «fremder», als sie vorher waren. Sie dienen dann von außen als ein Werkzeug für viele physiologische Prozesse. Dieser Anteil des Lebensprozesses «Sonderung» wurde bei der Beschreibung der Lippenlaute B, F (Kap. 6.2.3) und des Vokals A (Kap. 7.3.3) dargestellt.

Auf diesen zentralen Lebensprozess der Aussonderung wird im 7. Heileurythmie-Vortrag hingewiesen. Die siebenfachen Qualitätsstufen der ausgesonderten Substanzen werden als «Lebensstufen» im den Vorträgen «Die Gestaltung des Menschen als Ergebnis kosmischer Wirkungen» von 1921 differenziert geschildert (GA 208, 29.10.1921).

3. Als eine dritte notwendige Kraft der Organentwicklung im embryologischen Werden wird in dem Vortrag die Kraft ‹**Befestigen**›

genannt, die gleichzeitig auch die *«Schiebekräfte»* sind. Das Wort ‹Befestigen› beschreibt den Vorgang, dass ein vorher bewegter, verschiebbarer Gegenstand befestigt wird. Auch diese dritte Kraft ist im embryologischen Werden beobachtbar: Bei allen embryonalen Organentwicklungen sind auch **Wachstumsbewegungen** zu erkennen. Die ursprünglichen Organanlagen durchlaufen einen mehr oder weniger weiten Weg im Organismus, bis aus ihnen die funktionsfertigen Organe geworden sind. Diese Werdebewegung muss (außer bei den weißen Blutkörperchen und den Samenzellen) zur Ruhe gekommen sein, ehe ein Organ die Funktion aufnimmt. Bei der Augenentwicklung muss die aus der Oberfläche entstehende Linsenanlage nach innen **bewegt** werden. Die korrelierenden Gehirnanteile **bewegen** sich wachsend nach außen, der Linsenanlage entgegen. Auch die Blutgefäße müssen sich wachsend in den Augenbecher hinein**bewegen**, der Sehnerv wächst von der Retina zurück in das Gehirn. Man ist es nur nicht gewohnt, diese räumliche Veränderung als ein **Bewegen** zu beschreiben. Es handelt sich um feine, fließende Wachstumsbewegungen, die nicht durch Muskeln, sondern durch räumlich gerichtetes Wachstum verursacht werden. Sie sind geordnet im Zeitverlauf mit einem Anfang und dem Ende, das hier ‹Befestigen› genannt wird. Die Wachstumsbewegung darf nicht zu früh oder zu spät enden, sonst entstehen – in dem gegebenen Beispiel – ein zu großer oder zu kleiner Augapfel oder andere Fehlbildungen.

Jede unrichtige Wirksamkeit der ‹Gestaltungs›-, der ‹Sonderungs›- oder der ‹Befestigungskräfte› führt zu einer Fehlbildung des Auges oder mindestens zu einer Verschlechterung der Sehkraft. Das Auge, das in dem Vortrag beispielhaft besprochen wird, ermöglicht das Wahrnehmen. Dies ist seine Funktion. Dieselbe Gesetzmäßigkeit gilt für alle Organe: die Werdekräfte von ‹Gestalten›, ‹Sondern‹ und ‹Bewegen› müssen während der Organentwicklung richtig eingreifen, damit ein Organ entstehen und später in seiner Funktion dem Seelisch-Geistigen des Menschen dienen kann.

13.2 Wie verwandeln sich die Werdekräfte in lebendige Prozesse?

Die vorgeburtlich-geistigen ‹**Bildungskräfte**› stoßen im Ätherleib solche Prozesse an, die zu dem Vorgang der **Gestaltbildung** führen. Wird dieser Vorgang des Gestaltens untersucht, findet sich die bekannte Doppelheit aller lebendigen Prozesse: Es müssen einerseits aktivierend-wachsende und andererseits kontrollierend-hemmende Vorgänge zusammenwirken, um die Gestalt des Auges zu ermöglichen. Diese Aussage gilt für jede Organgestaltung: es wirken überall lebendige Wachstums- und Sterbeprozesse so zusammen, dass die spezifische Gestalt und Funktion eines Organs möglich wird. Zum Beispiel sind im Augenbecher während der Entwicklung noch reichliche Blutgefäße vorhanden. Diese müssen lange vor der Geburt absterben, damit das Auge dem Wahrnehmen zur Verfügung stehen kann. Im Werdeprozess des ganzen Organismus und in jedem Detail wirken die Sterbeprozesse (Apoptose) mit den polaren Wachstumskräften zusammen. Vor der Geburt wirken beide Kräfte noch aus dem Kosmos, aus dem Umkreis. Später offenbaren sie sich in den ‹oberen und unteren Prozessen›, die überall geordnet zusammen wirken (Kap. 2).

Dieselbe polar geordnete Ganzheit muss auch beachtet werden, wenn der ‹**Aussonderungsprozess**› angeschaut wird. Auch hier sind in der Bildung des Sekrets mehr die aufbauenden, ‹unteren›, in dem Vorgang der Ausscheidung mehr die abbauenden, ‹oberen Kräfte› des menschlichen Ätherleibes tätig.

Ebenso wird die Kraft ‹**Befestigen**› in der zeitlichen und räumlichen Ordnung nur in der Doppelheit von ‹**Bewegungs- und Befestigungskräften**› wirksam. Das Zusammenspiel der Prozesse des ‹oberen› und des ‹unteren Menschen› ist überall die Grundlage der Entwicklung, des Wirkens des Ätherleibes. Die drei in diesem Vortrag genannten Kräfte entstammen einer Ebene, die geistig höher liegt als die ätherischen Kräfte. Von dieser aus setzen sie die Prozesse des Gestaltens, der Aussonderung und der Lebensbewegungen in Gang. Der Ablauf des jeweiligen Prozesses geschieht aus den Gesetzen des Ätherleibs durch die polare Zügelung, auf die mit den Begriffen ‹oberer und unterer Mensch› hingewiesen wird.

Alle Organbildungen des menschlichen Leibes entwickeln sich durch das Zusammenwirken der drei Urkräfte. Die drei bildenden Kräfte sind auch noch wirksam, wenn die Organe fertig geworden sind. Sie zeigen sich in der Funktion des Organs, in dessen Auf- und Abbau. Die ‹Bildungs›-, ‹Sonderungs›- und ‹Bewegungs-/Befestigungskräfte› verwirklichen sich in dem Spannungsfeld des ‹oberen und unteren Menschen›.

13.3 Die drei Werdekräfte erscheinen als seelische Fähigkeiten

Die drei Grundkräfte, die hier ‹Gestaltungskraft›, ‹Sonderung› und ‹Befestigen› genannt werden, wirken vorwiegend bis zur Funktionsreife der jeweiligen Organe. Sie wirken in allen Organen differenziert zusammen, um funktionsfähige Organe zu bilden. Die vorgeburtlich-geistigen ‹**Bildungskräfte**› wirken aus den Weltenweiten, sie verwandeln sich in die Prozesse des Ätherleibes, sie erscheinen damit in dem Spannungsfeld der ‹oberen und unteren Organisation›. In diesem Wirkfeld gestalten sie während der embryonalen Phase den Aufbau, alle Organbildung. Der Vortrag verweist auf das Ziel der embryologischen Entwicklung, auf das ‹**Wahrnehmen**›. Das Auge wird erst nach der Geburt, lange nachdem es fertig gebildet ist, geöffnet und beginnt die Funktion des Wahrnehmens. Das Seelisch-Geistige kann jetzt den Leib benutzen, das Auge dient dem Sehen. Die Möglichkeit des Sehens ist dem Menschen angeboren. Wenn das Kind begonnen hat, differenziert wahrzunehmen, kann ein nächster Seelenprozess erwachen, der nur im Lernen mit anderen Menschen erworben wird. Die ‹Bildungskräfte› metamorphosieren sich in die Tätigkeit des **Denkens.** Die Gestaltungsfunktion, die sich dabei zeigt, entspricht den ‹oberen Kräften›. Sie bewirken den Abbau (Tab. 1).

Wenn die ihnen entgegenwirkenden vorgeburtlich-geistigen ‹**Befestigungskräfte**›, die durch die Erde wirken, im embryonalen Werden in den Bildeprozess des Ätherleibes eintreten, sind sie an den Bewegungskräften und Bewegungsgestalten erkennbar. Wieder sind die ‹oberen und unteren Kräfte› gemeinsam tätig. Diese bewegenden Kräfte treten, wenn sie in der Seele wirksam sind, als ‹**Willenskräfte**› in Erscheinung. Diese sind stärker mit den aufbauenden ‹unteren› als den ‹oberen Kräften› verbunden.

Auch die ‹**Sonderungskräfte**› als geistige Kraft werden zum Prozess der Sekretbildung und Ausscheidung im Spannungsfeld des ‹oberen und unteren Menschen› umgebildet. Für den Vorgang der Sonderung stehen die auf- und abbauenden Kräfte in einem ausgewogenen Verhältnis. In der Seele erscheinen sie als **Seelen-Fühlen** (Kap. 4.1.2).

13.4 Die Metamorphose der drei Werdekräfte in geistige Fähigkeiten

Es kann hier nicht weiter ausgeführt werden, dass die ‹Bildungskräfte› mit dem Denken, die Sonderungsprozesse mit dem Fühlen und die Bewegungs-/Befestigungskräfte mit dem Willen einer vorgeburtlichen, geistigen Existenz zusammenhängen. Diese drei Kräfte sind im Bilden des Leibes tätig. In der geistigen Welt müssen die drei wirksamen Kräftebereiche getrennt erkannt, verstanden werden. In der sinnlichen Anschauung, wenn z.B. die embryologische Entwicklung des Auges untersucht wird, wirken sie alle zusammen. Aus der Sicht der Geistesforschung ist die Trennung erforderlich, in der heutigen Embryologie werden morphologische und molekular-biologische Fragen untersucht.

Die drei Werdekräfte, so wird in dem 7. Vortrag weiter beschrieben, sollen durch den übenden Menschen ergriffen und weiter verwandelt werden. Dann wird aus dem Denken, das durch die Seele geprägt ist, die Fähigkeit der **Imagination**. Die vorgeburtlich-geistige Werdekraft ‹Befestigen›, die den Leib gebildet hat, wird zur erworbenen geistigen Fähigkeit. Ebenso kann sich durch ein rechtes Üben aus der vorgeburtlich-geistigen Werdekraft ‹Aussondern›, die den Leib gebildet hat, die geistige Fähigkeit der **Inspiration** und aus den ‹Bildungskräften› die **Intuition** entwickeln.

13.5 Die Heileurythmie führt die Werdekräfte wieder an den Organismus heran

In den ersten sechs Vorträgen werden die Vokal- und Konsonantenkräfte der Sprache und ihre Metamorphose in die heilenden Lautbewegungen beschrieben. Auf diesen Verwandlungsprozessen baut die Heileurythmie auf. Im 7. Vortrag wird der makrokosmische Aspekt hinzugefügt. Die drei wirksamen geistigen Kräfte – sie heißen in diesem Zusammenhang ‹**Bildungskräfte**›, ‹**Sonderungsprozesse**› und ‹**Bewegungs-/Befestigungskräfte**› – sind Elemente der schöpferischen Logos-Welt. Sie werden zu lebendigen Prozessen, die sich im Ätherleib in der Wechselwirkung von ‹oberen und unteren Prozessen› entfalten. In diese Wechselwirkungen greifen die konsonantischen und vokalischen Übungen der Heileurythmie ein (Abb. 8).

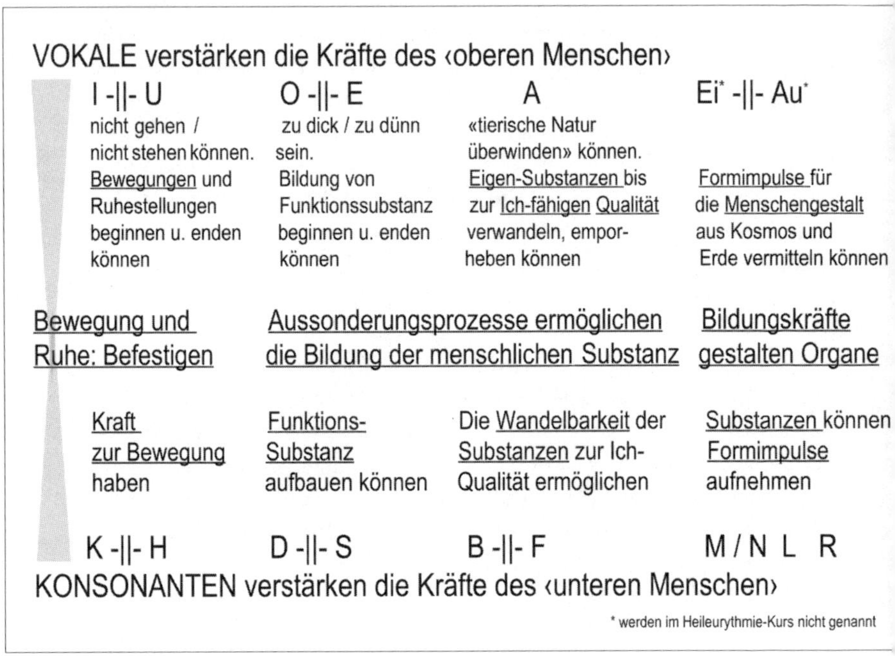
VOKALE verstärken die Kräfte des ‹oberen Menschen›
I -||- U
nicht gehen / nicht stehen können. Bewegungen und Ruhestellungen beginnen u. enden können
O -||- E
zu dick / zu dünn sein. Bildung von Funktionssubstanz beginnen u. enden können
A
«tierische Natur überwinden» können. Eigen-Substanzen bis zur Ich-fähigen Qualität verwandeln, emporheben können
Ei* -||- Au*
Formimpulse für die Menschengestalt aus Kosmos und Erde vermitteln können
Bewegung und Ruhe: Befestigen
Aussonderungsprozesse ermöglichen die Bildung der menschlichen Substanz
Bildungskräfte gestalten Organe
Kraft zur Bewegung haben
Funktions-Substanz aufbauen können
Die Wandelbarkeit der Substanzen zur Ich-Qualität ermöglichen
Substanzen können Formimpulse aufnehmen
K -||- H
D -||- S
B -||- F
M / N L R
KONSONANTEN verstärken die Kräfte des ‹unteren Menschen›
* werden im Heileurythmie-Kurs nicht genannt

Abb. 8: Der Zusammenhang der Vokal- und Konsonantenbewegungen mit den drei embryologischen Bildegesten.

Aus den ersten 6 Vorträgen hat sich die vierfache Ordnung ergeben:

- **Die Laute, die auf die Bewegung einwirken:**
  Die **Konsonanten** K, G, H geben die **Bewegungskraft**,
  die **Vokale** I, U geben die **Bewegungsgestalt** (Kap. 8.1).

- **Die Laute, die auf die Sekret- und spezialisierte Substanzbildung einwirken:**
  Die **Konsonanten** T, D und S, Sch fördern die **Sekretbildung,**
  die **Vokale** O und E bewirken die **Sekretausschüttung** (Kap. 8.2).
- **Die Laute, die auf die Substanzverwandlung einwirken:**
  Die **Konsonanten** B und F vermitteln die **Kraft der Substanzverwandlung,**
  der **Vokal** A **ordnet die Schritte der qualitativen Höherentwicklung der aufgenommenen Substanzen** (Kap. 8.3).
- **Die Laute, die die organspezifische Substanzbildung und Gestaltung bewirken:**
  Die **Konsonanten** M / N, L und R geben die **Quellkraft für das Gestalten,** die **Vokale** Au und Ei **formen das Gestalten** (Kap. 8.4).

Diese vierfache Prozessordnung der Vokale und Konsonanten, die sich aus den ersten Vorträgen des Heileurythmie-Kurses ergibt, wird im 7. Vortrag in eine dreigliedrige Ordnung verdichtet. Methodisch gesehen ist es derselbe Verwandlungsschritt, der von der Einsicht der vierfachen Ordnung der **lebendigen** Prozesse – im sog. Kästchenvortrag (GA 221, 11.2.1923) heißen sie Nerven-, Atmungs-, Zirkulations- und Stoffwechsel-System – zu dem Verstehen der Dreigliederung des menschlichen Organismus notwendig ist. Die Betrachtung wechselt dabei aus der Ebene, in der lebendige Entwicklung stattfindet, in die Ordnung der Seelenwelt. Nun erscheinen das Nerven-Sinnessystem, das Stoffwechsel-Gliedmaßen-System und dazwischen das Rhythmische System. Die menschlichen Seelenkräfte von Denken, Fühlen und Wollen benutzen den Organismus, der dafür selber dreigliedrig gestaltet ist. Die kosmischen, vorgeburtlichen Denk-, Fühlens- und Willenskräfte haben dafür die Voraussetzungen geschaffen, indem sich die Werdekräfte in lebendige Funktionen verwandelten. Daher werden im 7. Vortrag, der den kosmischen Ursprung der Menschenbildung in den Zyklus integriert, die beiden mittleren Vorgänge der vierfachen Ordnung – die **Sekret- und Substanzbildung** einerseits und die der **Substanzverwandlung** – zusammengefasst. Beide Funktionsabläufe zusammen sind Teile dessen, was als Lebensprozess im 7. Vortrag des Heileurythmie-Kurses **Sonderung** genannt wird.

Die drei kosmischen Grundkräfte ‹**Bildungskräfte**› – ‹**Aussonderungsprozesse**› – ‹**Befestigen**› lassen die Organe entstehen und ermöglichen später ihre Funktion. Diese Kräfte, die urbildlich im embryologischen Werden zu erkennen sind, können durch die vokalische und konsonantische Heileurythmie neu geordnet werden, wenn sich eine Krankheit, eine Fehlfunktion entwickelt hat.

Dabei werden die ‹Bewegungs-/Befestigungskräfte›, die der Willens- und Aufbauordnung entsprechen, in einem ersten Schritt allen Konsonanten zugeordnet. Ebenso werden die ‹Sonderungskräfte›, die sich im Wechsel von Auf- und Abbau entfalten, mit den Vokalen korreliert und die ‹Bildungskräfte› mit dem gemeinsamen Wirken von Vokal und Konsonant.

Die meisten heileurythmischen Übungen sind vokalisch und konsonantisch aufgebaut. Insofern werden meistens alle drei Werdekräfte herbeigerufen. Wenn aus dieser allgemeinen Ebene eine spezielle Erkrankung oder pathologische Funktion beeinflusst werden soll, empfiehlt es sich, die jeweiligen speziellen Prozesse mit ihren vokalischen und konsonantischen Anteilen heranzuziehen.

Die Heileurythmistin übt gemeinsam mit dem Patienten die heilenden Laute. Diese bewirken zunächst einen solchen abbauenden Abdruck im ganzen Organismus, der dem jeweiligen Laut entspricht. Das kosmische Urbild ist damit dem lebendigen Leibe neu eingeprägt. Als Bild für eine solche Prägung benutzt Steiner gerne das Bild einer Fußspur im Schnee oder eines Stempelabdruckes. Wenn nach dem Üben jeweils ein kurzer Schlaf oder eine Erholungspause ermöglicht wird, orientieren sich die kosmischen Kräfte an dem Abdruck und können heilend wirksam werden. Voraussetzung dafür ist allerdings, dass die Laute dem Organismus in allen Bereichen tief genug eingeprägt worden sind.

In dem 7. Vortrag, der mit der kosmischen Vergangenheit des Menschen beginnt, wird der wichtige Hinweis gegeben: *«In der Zukunft […] werden die Menschen überhaupt in der mannigfaltigsten Weise zu Deformierungen neigen, weil sie nicht mehr mit den unwillkürlich wirksamen Kräften die normale Gestalt werden bilden können. Der Mensch wird frei; er wird sogar frei werden nach und nach in Bezug auf die Bildung seiner eigenen Gestalt.»* Die *«unwillkürlich wirksamen Kräfte»*, die ‹Bildungs›-, ‹Sonderungs›- und ‹Bewegungs-/Befestigungskräfte› können sich in Zukunft immer weniger «von alleine» auswirken. Sie müssen heute von Menschen begriffen und ergriffen werden, um weiterhin ein gesundes leibliches Werden zu ermöglichen. Die Eurythmie und Heileurythmie hat die Aufgabe, diese *«unwillkürlich wirksamen Kräfte»* dem Menschen bewusst leiblich einzuprägen, damit die ‹Bildungskräfte›, die ‹Aussonderungsprozesse› und die ‹Befestigungskräfte› auch in Zukunft so wirken können, dass unversehrte Menschengestaltung weiter wirksam bleiben kann.

14. Beispiele therapeutischer Worte

In diesem Kapitel soll an einigen heileurythmischen Übungen, die direkt auf Steiner zurückzuführen sind, untersucht werden, ob die hier vorgelegte Systematisierung gestützt wird oder ob sich Widersprüche ergeben. Die Angaben über die Patienten und die eingesetzten Übungen sind dem Buch von Kirchner-Bockholt (1962) entnommen. Der Zusammenhang der Krankheit und der verordneten Heileurythmie wird allerdings nicht an allen Beispielen überprüft. Es wird mit der Krebsreihe begonnen, weil sich die gemeinsame Arbeit immer wieder an dieser Reihe entzündet hat (Werner). Das Verständnis der pathologischen Prozesse der Krebskrankheit und deren Verwandlung durch die verschiedenen Therapien macht es notwendig, dieses therapeutische «Wort» immer neu zu ergreifen, zu begreifen.

14.1 Die Krebsreihe O-E-M-L-Ei-B-D

Die Entstehung dieser Übung wird bei Kirchner-Bockholt beschrieben: Die Krebsreihe wird für eine 32-jährige, englisch sprechende Patientin «mit operiertem und nachbestrahlten Mammakarzinom» empfohlen. Auf die Frage, ob damals ein Ei oder ein I (in englischer Aussprache) empfohlen wurde, soll nicht eingegangen werden.

Die Beschreibung der Krebskrankheit unter dem Gesichtspunkt der ‹oberen und unteren Prozesse› ist an anderer Stelle erfolgt und kann hier nicht ausführlich wiederholt werden (Laue 1999, Laue 2003). Hier müssen einige Hinweise genügen: Die bösartigen Gewebewucherungen beim Krebs entwickeln sich aus Oberflächen-Geweben. In diesen besteht normalerweise – wie überall – ein organspezifisches Gleichgewicht zwischen Impulsen, die wachstumsfördernd und wachstumshemmend sind. Onkogene und Tumorsuppressorgene sind die molekularen Werkzeuge, die bei der Krebserkrankung nicht mehr in die Ganzheit des Organismus eingeordnet sind. Beide Prozesse verselbständigen sich und sondern Substanzen aus. Es besteht einerseits eine Überfunktion von Signalen, die eigentlich hemmen sollten. Da sie aber fehlerhaft sind, können sie sich nicht auswirken. Gleichzeitig sind die wachstumsfördernden Stimuli zu stark. Durch diese Überaktivierung der ‹oberen› und ‹unteren Prozesse› gewinnen die Krebszellen eine relative Unsterblichkeit. Die gestaltenden ‹Bildungskräfte›, die ‹Sonderungsprozesse› und (bei der Metastasierung) auch die ‹Befestigungskräfte› werden zunehmend krankhaft verändert.

Die Krankheit schreitet fort von einem Mikrokarzinom, das noch fast keine Wachstumstendenz zeigt, zum infiltrierenden, die Nachbarorgane zerstörenden Wachstum und breitet sich später durch aktive Zellbewegung in den Metastasen aus. Die Krebserkrankung schreitet normalerweise, wenn keine Therapie eingesetzt wird, fort und führt langsam zum Tode. Spontanheilungen sind extrem selten.

Durch die beiden Vokale O und E und das korrespondierende D sollen die pathologischen ‹**Sonderungsprozesse**›, die zu dem ungehemmten Wachstum führen, normalisiert werden. Das B unterstützt darüber hinaus die Kraft, Eigensubstanzen aufzubauen. Mit dem M, L und Ei soll die Kraft des Organismus für organspezifische Gestaltungen gestärkt werden.

Auffallend ist, dass einerseits keine Blaselaute, andererseits keine «Bewegungslaute» (G/H und I-U) in der Reihe auftreten. Die Stoßlaute dominieren vielleicht deswegen, weil das pathologische Geschehen – unabhängig von der Lokalisation des Tumors – zentral und tief im Stoffwechsel der Zelle ansetzt, also «weit unten». Die «Bewegungslaute» können dann mit eingeführt werden, wenn eine Metastasierung bekannt ist. Zu diesem Krankheitsstadium kommt es, weil Krebszellen neben dem ungebremsten Wachstum zusätzlich wieder die embryotische Fähigkeit erlangen, aktiv zu wandern. In diesem Stadium ist das U hilfreich.

14.2 Chronische Obstipation, Meteorismus L-T / D-R

Es wird neben der Verstopfung und den Blähungen auch eine Krebsdisposition beschrieben (Kirchner-Bockholt, S. 197). Diese Feststellung stützt sich vermutlich auf einen Befund der «Bildschaffenden Methoden», nicht auf eine klinische Diagnose.

Im Zentrum der Übung steht der Sekretionslaut T / D, die Bildung der Darmsekrete soll angeregt werden. Daneben soll eine allgemeine Aktivierung der Aufbaukräfte durch die beiden Mittellaute erfolgen.

Auffallend ist die Verdoppelung der Therapie mit T plus D. Bei anderen Patienten sind ähnliche Doppelungen (G plus K, B plus P) angegeben. Die therapeutische Bedeutung hiervon ist im Kurs nicht erkennbar und wird auch bei Kirchner-Bockholt nicht begründet. Diese Doppelung ist deshalb erstaunlich, weil im vierten Vortrag (GA 315, 15.4.1921) die qualitativ gleiche Wirkung herausgearbeitet wird: *«Es ist wirklich so, [...] wenn man den so genannten weichen Laut ausführt, abhelfen kann gelinderen Dingen [...]; wenn man den so genannten harten Laut ausführt, den schärferen Dingen»*, d. h. die härteren Stoßlaute wirken stärker auf die Krankheit oder die Symptome.

14.3 Kind mit Halbseitenlähmung S-M-A / L-M-J / T-M-U

Dieses 4-jährige Kind ist als vierter Fall ausführlich in dem Buch «Grundlegendes für eine Erweiterung der Heilkunst» von Steiner/ Wegman (GA 27) dargestellt. Dort wird das Ziel der Therapie dargestellt: Die Ich-Organisation des Kindes soll so angeregt werden, dass der Astralleib lebhafter wird und seine Affinität zum Ätherleib vergrößert. Kirchner-Bockholt beschreibt die einzelnen Übungen auf S. 191. In deren Zentrum steht der Mittellaut M. Durch diesen soll die zeitliche Entwicklung des Kindes und die richtige Organbildung erreicht werden. Hierfür ist einerseits eine qualitative Substanzverbesserung – durch das A – erforderlich. Die Therapie mit dem A zielt darüber hinaus auch auf eine verstärkte Verwandlung des Erb-Leibes bei dem Kind. Durch das S im Anfang und das T im letzten Übungsschritt werden die Sekretionsprozesse angeregt. Das U steht möglicherweise für die Therapie einer Bewegungsunruhe in der gelähmten Seite. In der abschließenden Beurteilung wird gesagt, dass das Kind geschickter und ruhiger geworden sei, *«das Übermaß ungeschickter Bewegungen hat abgenommen»*. Rätselhaft ist, warum ein J und nicht das I in der Übung gewählt wurde.

14.4 Probleme beim Zahnen im Oberkiefer L – A
Probleme beim Zahnen im Unterkiefer L – O

Diese Reihe wird im Vortrag 28.10.1922 (GA 315) eingeführt. Wahrscheinlich sind Fehlstellungen einzelner Zähne im Zahnbogen gemeint. Das L fügt sich gut in die hier versuchte Systematisierung: Es fördert als zentraler Aufbau-Laut die Organbildung. Rätselhaft sind die Richtungsangaben, die Steiner beschreibt: Die oberen Zähne *«werden so gebildet, dass bei den oberen Zähnen vorzugsweise die plastische Tätigkeit von vorn nach rückwärts wirkt. [...] Bei den Zähnen des Unterkiefers wirkt die plastische Tätigkeit von rückwärts nach vorn.»* Auf welche Phänomene hier gewiesen wird, ist – auch in Zusammenarbeit mit Kieferorthopäden – noch nicht erschlossen. Mit der plastischen Tätigkeit sind hier die formenden ‹oberen Kräfte› gemeint. Die Wachstumsdynamik ist bei den Zähnen im Oberkiefer von oben nach unten, im Unterkiefer von unten nach oben leicht erkennbar. Was aber heißt von vorn nach rückwärts? Die unterschiedliche Wirkung von A und O ist in diesem Zusammenhang bisher nicht geklärt.

14.5 Motorische Unruhe – Zappeligkeit L-U-O-K-M

«Knabe mit motorischer Unruhe und Zappeligkeit» (Kirchner-Bockholt, S. 193): Sowohl das U als auch das verordnete K lassen sich in die hier vorgeschlagene Indikationsordnung gut einfügen. Bewegungen sollen von der vokalischen und konsonantischen Seite her geordnet werden. Durch die Mittellaute L und M soll ein allgemeiner Aufbau erreicht werden. Allein die Zuordnung des O muss – bei den wenigen Angaben zu dem Kind und seiner Krankheit – offen bleiben.

14.6 Schwachsinn R-L-S-I

Dieses Kind wird ausführlich im Heilpädagogischen Kurs (GA 317, 30.6.1924) geschildert. Im Zentrum der Krankheit steht, dass im Stoffwechsel bestimmte Eiweiße in ihrem Aufbau nicht genügend mit Schwefel strukturiert werden. Therapeutisch wird dazu bei diesem Kinde der

Nahrungsabbau auch durch das S angeregt. Der Aufbau des eigenen Eiweißes kann nur erfolgen, wenn vorher der Abbau des fremden Eiweißes richtig erfolgte. Weiter werden zwei Mittellaute empfohlen, um die Organbildung im Leibe durch den Ätherleib zu fördern. Die Symptome treten auf, «*weil da oben das bewusste Seelenleben ist, aber das unbewusste unten ist unbeherrscht …*». Das I fügt sich in diese Beschreibung: unbewusste ‹untere Prozesse› sollen in Bewegung gebracht und geordnet werden. Kirchner-Bockholt beschreibt das Kind sehr kurz auf S. 193.

14.7 Leber-Darm-Störung, Durchschlaf-Störungen, kalte Füße L I – M A – R U

Es handelt sich um eine 48-jährige Patientin mit Leber-Darm-Störung, Durchschlaf-Störungen und kalten Füßen (Kirchner-Bockholt, S. 195). Die Krankheitsschilderung erinnert an die Hinweise im Zusammenhang mit dem «zu schwachen Eingreifen» der höheren Wesensglieder (GA 312, 25. 3. 1920). Bei dieser Lautreihe werden alle Mittellaute aufgerufen. Die Patientin soll darüber hinaus mit dem I und U gemeinsam besser in innere und äußere Bewegungsabläufe kommen. Sie soll ihren Organaufbau mit den Mittellauten steigern, nachdem die Substanzbereitung im A strukturiert wurde.

14.8 Schilddrüsen-Unterfunktion S-M-I-A

Steiner habe bei dieser Patientin eine «*Hypo- und Hypertonie der Schilddrüse, eine nicht durchgekommene Basedow-Erkrankung*» (Kirchner-Bockholt, S. 196) diagnostiziert. Sie sei klein, blass, gedunsen, myxödematös und schnell ermüdbar gewesen. Weiter hätten eine Steifigkeit der Beine und Blähungen vorgelegen. Mit dem I soll das Gehen gefördert werden, mit dem S wird die Magen-Darmsekretion zum Abbau der Nahrung angeregt, darüber hinaus aber auch die Ausscheidefunktion der Schilddrüse. Das A soll den Aufbau der Eigensubstanz aktivieren. Das M ermöglicht als Mittellaut wieder den Organaufbau.

14.9 Heuschnupfen T-S-R-M-A

Der Patient litt außer an Heuschnupfen auch an Nerven- und Muskelschmerzen, Kopfschmerzen und Blasenschwäche (Kirchner-Bockholt, S.196). Bei dem Heuschnupfen kann die Fremdartigkeit von Substanzen aus der Umgebung nicht richtig «verdaut» werden. Die Symptomatik ist durch den Fließschnupfen charakterisiert. R und M als Mittellaute haben die Funktion des Organaufbaues. Das T und S weist auf die Neuordnung der Sekretion im Darm und im Nasenraum. Mit dem A soll bei dem Patienten die Eigensubstanz-Bildung verstärkt werden.

14.10 Werden die heileurythmischen Lautreihen wirklich verständlicher?

An einigen der ursprünglich auf Steiner zurückgehenden Lautreihen wird geprüft, ob die empfohlenen Laute mit der hier vorgelegten Indikationsordnung verständlicher werden. Leider sind die Angaben zu den Patienten und zu den Krankheiten so fragmentarisch, dass eine Beurteilung des Zustands der Patienten und die Wertung der Differentialdiagnose nicht möglich ist. Auffallend und gut deutbar sind die vielen Mittellaute, die verwendet werden. Auch die anderen verwendeten Laute können meistens sinnvoll zugeordnet werden. Insofern ist die Zusammenschau der historischen Beispiele und diese Indikationsordnung hilfreich. Ob man heute dieselben Laute wählen würde, muss offen bleiben.

15. Zukünftige Aufgaben der Ärzte und Heileurythmisten

Ein wichtiges Problem in der Entwicklung der Heileurythmie ist bisher, dass es kaum eine gemeinsame Sprache zwischen den Ärzten und den Heileurythmisten gibt. Die medizinischen Diagnosen sind heute zunehmend geprägt von molekular-biologischen Modellvorstellungen, von differentialdiagnostischen Details. Zusätzlich ist die Verständigung dadurch erschwert, weil die menschenkundlichen Grundlagen für viele Krankheiten noch nicht genügend ausgearbeitet sind und unterschiedlich interpretiert werden. Der Arzt denkt und redet in einer Fachsprache, die sich weit entfernt hat von der Allgemeinverständlichkeit. Die Indikation von Heileurythmie durch ihn erfolgt vielfach im Stress des Stations- oder Praxisalltages. Ein Nachdenken oder eine mündliche Orientierung der Heileurythmisten gelingt selten.

Auf der anderen Seite baut die Heileurythmie auf einer künstlerischen Ausbildung auf, die medizinische Grundausbildung kommt zu kurz. Erst in der letzten Zeit wurde ein Curriculum (Anlage 1) für die Ausbildung der Heileurythmisten vorgelegt, damit Grundkenntnisse der therapeutischen Verfahren der gesamten Medizin, der Heilpädagogik und der Entwicklungsförderung in der Schule gelernt werden. Die Notwendigkeit einer Verbesserung der medizinisch-therapeutischen Ausbildung für eine Weiterentwicklung der Heileurythmie ist erkannt worden.

Die Weiterentwicklung der Heileurythmie wird dadurch erschwert, dass bisherige Erfahrungen und Therapieerfolge durch die Heileurythmie kaum publiziert wurden. Die vorhandenen Berichte beschreiben vielfältige individuelle Erfahrungen. Sie sind allgemein gefasst und charakterisieren einzelne Verläufe. Sie gehen im Allgemeinen nicht darauf ein, warum bestimmte Laute gewählt wurden. Die schriftliche Fixierung der individuellen Erfahrung ist als erster Schritt notwendig und richtig. Für eine wissenschaftliche Bearbeitung der Heileurythmie, für die Klärung des Zusammenhanges einer Übungsreihe mit dem Therapieerfolg muss eine allgemeine Indikationsordnung erarbeitet werden.

Steiner betont zu Anfang des Stuttgarter Vortrages (GA 315, 28.10.1922) ausdrücklich, dass die Grundlagen der Heileurythmie ausreichend detailliert im Kurs dargestellt worden seien. «*Im Grunde genommen ist das empirische Material für diese Heileurythmie ja von mir beim letzten Ärztekurs in Dornach entwickelt, dargestellt worden, und es ist kaum notwendig, über das dazumal Gegebene hinauszugehen.*» Er fordert die Ausarbeitung der «Physiologie der Heileurythmie». Der Heileurythmie-Kurs baut – so wurde es im 2. Kapitel ausgeführt – auf dem Verständnis der lebendigen Prozesse, die sich im Kraftfeld zwischen dem ‹oberen und unteren Menschen› ausbilden, auf. Der Ätherleib offenbart sich in der Gleichzeitigkeit dieser ‹oberen und unteren› Kraftzentren. Alle vier Wesensglieder sind in beiden Zentren tätig, zwischen ihnen entfalten sich die zeitlich und räumlich geordneten Lebensprozesse.

In dieser Arbeit wird versucht, aus dem Heileurythmie-Kurs eine erste systematisierende Übersicht herauszuarbeiten, um Hinweise für typische Prozessordnungen zu gewinnen. Vielleicht kann auf einer solchen Grundlage auch die Kommunikation zwischen Arzt und Heileurythmistin weiter entwickelt werden. Hierfür sollen abschließend noch Vorschläge gegeben werden.

15.1 Die Bewegungsdiagnose der Eurythmistin

Um die Verständigung zwischen Arzt und Heileurythmisten zu erleichtern und eine Dokumentation zu ermöglichen, muss die Heileurythmistin zunächst eine Bewegungsdiagnose erstellen. Diese sollte sich an einer strukturierten Vorlage (Anlage 2) orientieren und die Bewegungsanalyse an denselben Übungen erstellen. Wichtig wäre daneben die Beurteilung der Bewegung nach ‹Bewegung›, ‹Gefühl› und ‹Charakter›. Auch gehört in diese Bewegungsdiagnose, ob der Bewegungsansatz insgesamt mehr vokal- oder konsonantenartig ist.

Häufig für die Bewegungsdiagnose benutzte Übungen:

1. Ballen und Spreizen
2. Schreiten (vor und zurück, ggf. in einem Dreieck)
3. I A O

15.2 Fragen der Heileurythmistin an den Arzt

Wenn eine Verordnung für Heileurythmie vorliegt, ist darauf die Diagnose und das Alter des Patienten dokumentiert. Auch die Dauer der möglichen Behandlung wird aus der Situation ausreichend bekannt sein. Für eine Strukturierung der Heileurythmie gibt es in der Schule, in der Rehabilitierungseinrichtung und im Krankenhaus allgemeine, sehr unterschiedliche Anhaltspunkte. Daher weiß die Therapeutin in der Regel, auf welchen Behandlungszyklus sie sich einzurichten hat. Es ist heute üblich geworden, dass die Ärzte die Laute, die bei dem Patienten indiziert sind, nicht selber empfehlen. Die Heileurythmisten haben in dieser Situation sehr verschiedene Strategien entwickelt, um einen Plan für eine Therapie zu entwerfen. Die folgenden Vorschläge für Fragen an den Arzt sollen ihr helfen, sich dabei am Heileurythmie-Kurs zu orientieren.

15.2.1 Fragen zu der Diagnose

Im Folgenden wird eine tabellarische Übersicht für Fragen nach der Prozessqualität der Krankheit aufgestellt. Sie beziehen sich auf die im Heileurythmie-Kurs angelegte «Physiologie der Eurythmie». Die Fragen werden vom Arzt vielleicht nicht rasch beantwortet werden können. Er ist gewohnt, die **Symptome** zu bewerten und die **Ätiologie**, d. h. die zugrunde liegende Krankheitsursache in sein Denken und Handeln aufzunehmen. Er ist weniger geübt, die lebendigen Prozesse, in denen sich die Krankheiten entwickeln und die zu den Symptomen führen, zu beschreiben. Um es an einem Beispiel deutlich zu machen: Die Ätiologie von Lungenkrebs kann in der Persönlichkeitsstruktur des Rauchers und der Schädigung durch die Gifte gesucht werde. Die Symptome der Erkrankung sind z.B. Husten und Atemnot. Die Prozesse, die das Krebswachstum im Organismus betreiben, drücken sich in der ungezügelten Stimulation der ‹unteren› Wachstumskräfte (Onkogene) und der ebenso verstärkten, aber nicht mehr ordnenden ‹oberen Kräfte› aus. Dieses Auseinanderfallen des ‹oberen und unteren Menschen› soll durch die «Krebsreihe» beeinflusst werden. Der therapeutische Impuls der Heileurythmie setzt weder auf der Ebene der Symptome noch auf der der Ätiologie an. Die lebendigen Prozesse sollen beeinflusst werden.

Das Vorgehen wird für die Heileurythmistin erleichtert, wenn sie die vier Fragen nacheinander dem Arzt stellt. Aus den Antworten können sich dann erste Überlegungen für eine therapeutische Sequenz von Lauten ergeben. In der Übersicht sind dann jeweils Vorschläge als Anregung für heileurythmische Übungen aufgeführt. Es ist zunächst vollständig offen, in welcher Betonung und Reihenfolge die Heileurythmistin arbeitend die Übungen aufbaut. Auch die eigene therapeutische Intuition, die sich in der Begegnung mit dem konkreten Patienten ergibt, soll dadurch nicht behindert werden. Es wird versucht, eine Handreichung dafür zu geben, wie die Krankheitsprozesse so angeschaut werden können, dass ärztliches Wissen und bewegungstherapeutische Erfahrung sich begegnen können.

Die Kenntnis der krankheitsspezifischen Prozesse und der individuellen Situation des Patienten bestimmen gemeinsam das therapeutische Vorgehen.

1. Inwiefern liegt der Krankheit eine pathologische Bewegungsqualität zugrunde?

- Bewegungsstörungen der willkürlichen Muskeln — H
- Bewegungsstörungen der glatten Muskulatur in Gefäßen, Bronchien, Magen — H
- Bewegungsstörungen der glatten Muskulatur im Darm, Urogenitaltrakt — G – K
- Bewegungsstörungen auf zellulärer Ebene (z.B. Metastasierung) — G – K
- Ist der Bewegungsfluss gestört? — I
- Kann die Ruhe nicht eingehalten werden? — U

2. Inwiefern ist die Krankheit durch Störungen der Sekretbildung oder des Aufbaues von Funktionssubstanzen bedingt?

- Sekretstörungen der Haut — Sch – S
- Sekretmangel oder -überschuss im Nasen-, Rachen- oder Lungenbereich — Sch – S
- Sekretmangel oder -überschuss im Magen-Darm- und Urogenitaltrakt — D-T
- Bilden sich zu viele Sekrete, zu viele Funktions- und Speicherstoffe? — O
- Bilden sich zu wenig Sekrete, Speicherstoffe? — E

3. Störungen der Eigensubstanzbildung?

- Sekretionsstörungen der Hormondrüsen — F – V
- Werden Substanzen aus der Umgebung (Kontaktallergie, Atemallergien, Nahrungsmittel-Allergien) nicht richtig abgebaut? — F – V
- Werden Substanzen sekundär wieder «fremd» im Organismus im Sinne von Autoimmunprozessen? — F – V
- Können die Eigensubstanzen nicht genügend aufgebaut werden? — B – P
- Die Ordnung der Eigensubstanzbildung wird unterstützt mit — A

4. Störungen des Aufbaues eines Organs, einer Funktion?

- Ein Organ kann sich nicht zu seiner Funktionsfähigkeit entwickeln oder entwickelt sich zu rasch, zu weit — M
- Ein Organ verliert seine Beziehung zu den aufbauenden Nachtprozessen — L
- Ein Organ verliert seine Integration in die räumlich und zeitlich geordneten Lebensprozesse — R
- Die pathologisch veränderten Lebensprozesse ‹Erhaltung›, ‹Wachstum› und ‹Reproduktion› sollen so geordnet werden,
  - dass die kosmische Gestaltung wirksam werden kann — Ei
  - dass die irdische Gestaltung wirksam werden kann — Au

15.2.2 Fragen zum Lebensumfeld und der seelischen Situation

Für die Heileurythmistin ist es wichtig, die entscheidenden Dinge aus dem Lebensumfeld des Patienten und seine psychische Stabilität zu kennen, um keine Fehler durch Taktlosigkeit oder Unkenntnis zu begehen. Diese Kenntnisse können die heileurythmische Therapie modifizieren. Die Heileurythmie ist eine somatische Therapie, die auf der Ebene des Ätherleibes die Heilungsprozesse intendiert. Hierauf weist auch BENTINCK hin, wenn er schreibt: «*Nur wenn es mir gelingt, die Eurythmietherapie wirklich frei zu halten von den subjektiven Elementen des Künstlerischen, wird es mir möglich sein, mit dieser Therapie etwas Besonderes erreichen zu können. Ansonsten müsste ich mich bestenfalls zufrieden geben mit einer Stärkung der allgemeinen Gesundheit.*» An dieser Stelle soll davor gewarnt werden, dass sich die Heileurythmisten aus ihrem gutem Helferwillen heraus in eine Beratung der psychischen Probleme des Patienten hineinziehen lassen und damit die Aufgabe eines Gesprächstherapeuten oder Psychologen übernehmen. Hierfür fehlt der Auftrag und die entsprechende Ausbildung. Die Heileurythmie ist eine Therapie, die auf der Ebene des Ätherleibes die Heilungsprozesse intendiert.

15.3 Fragen des Arztes an die Heileurythmistin

Die Heileurythmie soll die vereinseitigten lebendigen Prozesse, die den Krankheiten zugrunde liegen, therapeutisch neu ordnen. Dazu ist es erforderlich, dass diese vom Arzt so beschrieben werden, dass die Eurythmistin zu therapeutischen Einfällen kommt, die vorwiegend an der Krankheit und erst sekundär an dem speziellen Patienten gewonnen werden. Ebenso wird aber auch die Heileurythmistin lernen müssen, die von ihr beim Patienten wahrgenommenen Bewegungsstörungen so zu beschreiben, dass der Arzt die lebendigen Prozesse darin wiederfinden kann. Der Arzt braucht in der Regel nicht eine Beschreibung des psychischen Befindens des Patienten (oder höchstens im Sinne einer Orientierung). Er erfährt auch direkt vom Patienten, ob dieser die Heileurythmie gerne macht, ob er alleine übt etc. Der Arzt muss den Krankheits- und Heilungsprozess begleiten und leiten. Aber er hat von dem Ausdruck der

Krankheiten, die sich in den Bewegungen zeigen, keine eigenen Wahrnehmungen. Er möchte die Bewegung charakterisiert bekommen. Das Modell dieser Beschreibung kann sich an den Erfahrungen mit ‹Bewegung›, ‹Gefühl› und ‹Charakter› orientieren. In wenigen Worten muss im Arzt ein Bild des Patienten entstehen:

1. Wie ist die Gesamthaltung des Patienten, und wie sind seine durch den physischen Leib vorgegebenen Bewegungsbehinderungen (durch Schlaganfall, durch Gelenkdeformationen etc.)?
2. Wie ist sein Bewegungsfluss, der sich aus dem Zusammenspiel von ‹Bewegung›, ‹Gefühl› und ‹Charakter› ergibt, wie sind seine unbewussten Bewegungs-Asymmetrien und -Stereotypien?
3. Wie ist sein unbewusster Bewegungsansatz, ist er mehr «von innen» und damit seelengeführt oder mehr «von außen», «mehr mechanisch»? Hierher gehört auch die Beschreibung, dass ein B zu vokalisch, also «O-artig» ausgeführt wird oder umgekehrt ein I zu konsonantisch «von außen» ergriffen wird.
4. Gelingt es dem Patienten, neue Bewegungsmuster zu lernen und selbst zu üben? Oder bleibt er im Nachahmen und kann den Laut nur dann einigermaßen gut ausführen, wenn die Therapeutin ihn vormacht?

Die Aussagen, die der Arzt von der Heileurythmistin erhofft, können auch spezifizierter sein:

- Gelingt es, dass der Patient den Konsonanten «von außen» ausführt?
- Gelingt es, dass der Patient den Vokal von innen intendiert?
- Gelingt es, dass der Patient die Wahrnehmung von seiner Muskelspannung als ‹Charakter› im Laut gewinnt?
- Gelingt es, dass der Patient die drei Elemente im Laut ordnet, oder dominiert die verkrampfte Muskelspannung (‹Charakter›) oder die verfließende ‹Bewegung›?
- Gelingt es, dass der Patient das «Nachtönen» der Vokale und das «innere Erleben und Wahrnehmen» der Konsonanten übt?
- Gelingt es dem Patienten, in der Nachruhe loszulassen?

Schwierig wird die Verständigung, wenn die Heileurythmistin dem Arzt schildert, was der Patient **nicht** kann, z.B.: Er kann das B oder O nicht richtig ausführen. Aus dieser Negation entsteht kein eigenes Erlebnis im Arzt. Auch die Therapeutin behindert sich selber durch diese Aussage, weil der Einfall erschwert wird, wie das jeweilige Nicht-Können des Patienten überwunden werden soll.

16. Entwurf einer Physiologie der Heileurythmie

Im 6. Vortrag (GA 315, 17.4.1921) wird immer wieder betont, dass das *«nach dem Geistigen hin gelegene Physiologische»* für die Ausgestaltung der Heileurythmie entwickelt werden müsse. Für die *«**Physiologie des Eurythmisierens*** [muss] *man den bewegten, regsamen Menschen ins Auge fassen»*. An die Heileurythmisten gewandt heißt es: dies *«kann schon an der Ausführung eines Eurythmischen rein künstlerisch beobachtet werden»*. Für die Ärzte gilt die Fortsetzung des Satzes: *«und dann kann gewissermaßen die Physiologie dafür gesucht werden»*. Später wird wieder zu den Ärzten gesagt: *«Und man wird sehen können, dass von einem solchen Studium* [der Heileurythmie] *eine Belebung der gesamten Physiologie wiederum ausgehen kann.»*

Die naturwissenschaftliche Physiologie beschreibt die lebendigen Prozesse als messbare, einzelne Vorgänge. In einer geisteswissenschaftlichen Beschreibung wird *nicht* der einzelne Verlauf in seinen punktuellen Schritten, sondern das Spannungsfeld charakterisiert, in dem ein spezielles Geschehen eingeordnet ist: *«Sie können alles dasjenige, was Ihnen Anatomie, Physiologie, Biologie bieten, studieren auf dieses Prinzip hin, und Sie werden sehen, dass dadurch erst Licht kommt in die menschliche Organisation. Solange Sie nicht unterscheiden zwischen dem ‹oberen› und ‹unteren›, […] werden Sie den Menschen nicht verstehen können. Denn es ist ein Grundunterschied zwischen alle dem, was in der ‹unteren Organisationstätigkeit› vorgeht, und dem, was in der ‹oberen Organisationstätigkeit› vorgeht»* (GA 312, 22.3.1920). Die *«Belebung der gesamten Physiologie»* kann dann eintreten, wenn alle Einzelheiten, die wissenschaftlich beschrieben werden, als Mosaiksteine erkannt werden. Sie sind Markierungen eines Prozesses, der sich zwischen den beiden Kraftzentren der ‹oberen und unteren Organisation› entfaltet. Unabhängig davon, ob die lebendigen Abläufe in der Kaskade der Blutgerinnung, in der enzymatischen Atmungskette oder in der molekular-biologischen Beschreibung der Karzinom-Entwicklung untersucht werden: überall kann eine Doppelheit von aktivierenden und inhibierenden Werkzeugen gefunden werden, die für die Regulation des jeweiligen Prozesses notwendig sind. In Kap. 2 und Tab. 1 ist versucht worden, die Kriterien einer lebendigen Physiologie, die sich zwischen dem ‹oberen und unteren Menschen› entfaltet, anzudeuten. Für den hier entwickelten Zusammenhang ist es wichtig, die Verwandtschaft zu erkennen: die ‹oberen Prozesse› werden durch die vokalische Heileurythmie angestoßen, verstärkt, die ‹unteren› dagegen durch die konsonantische Heileurythmie.

Im 6. Vortrag wird auch die Physiologie des Hörens von Sprache und deren Folge im Menschen untersucht. Es wird beschrieben, dass während des Zuhörens lebendige Prozesse in den Gliedmaßen übersinnlich beobachtbar seien. Diese seien sogar deutlicher wahrzunehmen als die entsprechenden Ätherbewegungen während des Schlafs. Es handelt sich um die Bewegungsimpulse, die ursprünglich zu den Vokalen und Konsonanten gehörten und die während der Evolution verloren gegangen sind. Daran anschließend wird die Wirkung untersucht, wenn ein Mensch die vokalischen oder getrennt davon die konsonantischen Kräfte hörend aufnimmt. Beim Hören (und Sprechen) von **Vokalen** sind die konkordanten Bewegungsimpulse «nach innen» verloren gegangen. Die Gliedmaßen erhalten im Hören unbewusst Bewegungsimpulse, die nicht ausgeführt werden. Sie werden gestaut und wirken sich – wie beim O und E beschrieben – als krankhafte Störung aus. Die Symptome der Störung liegen primär im Stoffwechsel: beim O in der gesteigerten Substanzbildung. Sie wirken sich dann sekundär auch im Rhythmischen aus. In der heileurythmischen Vokalübung werden die Glieder nun vokalspezifisch bewegt und der Laut wird dem ganzen Menschen eingeprägt. Während der abschließenden Schlafphase wird die krankhafte Störung aufgelöst.

Die übersinnliche Physiologie des Hörens von **Konsonanten** ist ausführlicher geschildert. Der Vorgang kann in mehrere Schritte untergliedert werden: Beim dominanten Konsonanten-Hören wird die nachahmende Bewegung auch zurückgehalten, künstlich beruhigt und der Wille dadurch in den Gliedern gestaut. In den Gliedmaßen sei das Bewegungs-Ich nicht mehr anwesend, das Nacht-Ich aber auch nicht integriert, denn der Mensch ist ja wach und hört zu. Dieser gestörte Zustand würde sich im Nerven-Sinnessystem reflektieren und um den Menschen als Aura erscheinen. Diese bewirke dann die seelische Eigenwilligkeit, Eigensinnigkeit. Im Stoffwechsel unten sei der Mensch innerlich stark, kräftig, im Seelenleben oben aggressiv. Durch die konsonantische Heileurythmie würde die zu langsam entwickelte, schwache Kopforganisation aufbauend verstärkt, der Schwachsinn therapeutisch beeinflusst.

R. Steiner beschreibt in diesen Vorträgen die sehr verschiedenen Polaritäten, die für eine Beurteilung wichtig sind. Es werden übersinnliche und sinnliche Beobachtungen genannt. Es werden immer wieder polare Bezüge angedeutet: Hören und Bewegen, schlafende und wachende Funktionen, innere und äußere Veränderungen, primäre Einwirkung und sekundäre Reaktionen werden im ‹oberen und unteren Menschen› geschildert. Dies macht es nicht leicht, den Text zu verstehen. Die beiden Pole der Prozesse sind nicht systematisch, nicht gleichgewichtig im Vortrag ausgearbeitet worden. Wichtiger Teil dieser ***«Physiologie der Eurythmie»*** ist es auch, dass überall die Polarität von **Wahrnehmen** und **Bewegen** geschildert wird.

Die Beschreibung von physiologischen Prozessen erfolgt in den wissenschaftlichen Lehrbüchern in einer solchen Detailgenauigkeit, dass das Ziel des Geschehens leicht aus dem Auge verloren wird. Die Einzelschritte scheinen mit Notwendigkeit auseinander hervorzugehen. Aber überall sind auch die Funktionen, die zu einer Gegenregulation dazu gehören, bekannt. Der Entwurf einer geisteswissenschaftlichen Physiologie, wie er in den beiden hier untersuchten Kursen durch Steiner veranlagt ist, nennt jeweils nur die polaren Kräfte, in die ein lebendiger Prozess eingespannt ist. Die allermeisten Details waren zu seiner Zeit noch nicht untersucht. Immer aber lassen sich die heute bekannten physiologischen Vorgänge nach den beiden Gesichtspunkten untersuchen und beschreiben: inwiefern wirkt sich ein kontrollierend-inhibierender und ein aktivierend-vorantreibender Aspekt im Prozess aus. Immer kann dies dem ‹unteren und oberen Menschen› zugeordnet werden. Derselbe Ablauf kann damit einerseits von dem physischen Detailaspekt und von der ätherischen Dynamik angeschaut werden.

Die vielfältigen in sich polaren Kraftfelder, die durch die polaren Bezüge aufgezeigt werden, sollen für eine zukünftige Physiologie des Lebendigen in drei Ordnungen untergliedert werden, wie sie im finalen Vortrag dargestellt werden.

1. Wie wirken sich die ‹Gestaltungskräfte›, die das Ganze und alle Teile formen, aus?
2. Wie bildet sich durch ‹Sonderungsprozesse› der Zusammenhang zwischen extra- und intrazellulären Ordnungen aus, um Funktionen zu ermöglichen?
3. Welche Bewegungsprozesse sind für das Werden des Organismus im Ganzen und in allen seinen Teilen notwendig, und wie kommen dieselben zur Ruhe (‹Befestigen›), um zu einer Funktionsreife zu gelangen?

Jeder lebendige Ablauf entwickelt sich aus einem anfänglichen Keimzustand und strebt seiner vollständigen Erscheinungsform zu. Diese Entfaltung in der Zeit und in eine definierte Substanz und sichtbare Gestalt entwickelt sich zwischen den formenden, ablähmenden oder abbauenden Kräften einerseits und den dynamisierenden, Wachstum bewirkenden Aufbaukräften andererseits. Die Anlagebildung einer Organfunktion, ihre Entwicklung bis zur Funktionsreife und schließlich die Veränderungen durch Gebrauch und Alterung können so – wenigstens in der Übersicht – anschaubar werden.

In dieser Beschreibung der Elemente der Heileurythmie wird versucht, das Spannungsfeld, in dem sich das Lebendige entfaltet, vorsichtig zu systematisieren. Wie schwierig eine systematisierende Beschreibung ist, mag an einem abschließenden Zitat aus dem Ärztekurs deutlich werden. Wieder werden die beiden Pole des Ätherleibs, jetzt als ‹obere, hintere› und ‹untere, vordere› Kräfte beschrieben. «*Wenn man das durchgreifend versteht und in dem Zusammensein, in dem Aufeinandersein des ‹oberen und hinteren Menschen› mit dem‹ unteren und vorderen Menschen› […], wenn wir das ordentlich betrachten […], dann haben wir den ganzen Menschen vor uns und können ihn […] in seinen anderen Prozessen beherrschen*» (GA 313, 17.4.1921). Die «*Physiologie der Eurythmie*» wird sich entwickeln, wenn die polaren Kräfte des Ätherleibes besser differenziert und verstanden werden. Diese Ausarbeitung kann hierfür nur ein erster Anfang sein.

 169

Nachwort

Wir Heileurythmisten haben durch die Konsonanten-Gestaltung und durch die großen Vokalübungen einen eigenen berufsspezifischen Schulungsweg zu neuen Imaginationen und Inspirationen.

Wer für sein eigenes Erleben neue Konsonanten-Bilder bewegen lernt und wer das Tönen der Vokale nicht von innen heraus, sondern aus dem Umkreis heran klingend erlebt, der ist auf einem guten Weg, seine therapeutischen Mittel richtig anzuwenden. Dann können durch die konsonantischen und vokalischen Übungen die kranken Funktionen der Organe erreicht und geheilt werden und auch das seelische Gleichgewicht wieder hergestellt werden.

Im Hinblick auf die vielen Flüchtlinge, die jetzt nach Europa strömen, entsteht für uns Heileurythmisten noch eine ganz neue Aufgabe – wenn wir willens sind.

Elke Elisabeth von Laue

17. Anlage 1:

Rahmen-Curriculum der Heileurythmie-Ausbildungen

Internationale Ausbilderkonferenz
in der Medizinischen Sektion
am Goetheanum / Dornach, Schweiz
Freie Hochschule für Geisteswissenschaft
(Stand Februar 2012)

E-Mail: sekretariat@heileurythmie-medsektion.net

Inhaltsverzeichnis

D Praktika
1. Hospitationspraktikum
2. Großes Praktikum
   Fachbereiche der praktischen Ausbildung

E Abschlussprüfung
1. Schriftliche Arbeit
2. Praktische Prüfung

1. Grundlagen und Zielsetzung der Heileurythmie

Die Heileurythmie ist eine Bewegungstherapie. Sie ist integraler Bestandteil der durch die Ärztin Dr. med. Ita Wegman und den Geisteswissenschaftler Dr. Rudolf Steiner begründeten anthroposophischen Medizin. Diese versteht sich als umfassendes Konzept, welches die akademische Medizin um die Grundlagen der anthroposophischen Menschenkunde zur Heilkunst erweitert. Sie beschreibt den Menschen als sich entwickelnde Individualität, die sich zwischen den Polaritäten von Geburt und Tod, Krankheit und Gesundheit in einem somatisch und psychisch differenzierten Organismus verwirklicht, mit materiellen, biologischen, seelischen und geistigen Wesensanteilen im Gesamtgefüge der Natur. Aus dem Verständnis des Zusammenwirkens dieser so genannten Wesensglieder und ihren vielfältigen, engen Wechselbeziehungen mit der umgebenden Welt wird das Krankheitsverständnis der anthroposophischen Medizin abgeleitet. Diesem Konzept entsprechend werden Lebensvorgänge, Krankheits- und Genesungsprozesse beschrieben und behandelt. Therapiefindung, -anwendung und -prüfung erfolgen in Übereinstimmung hiermit.

Die Grundelemente der Heileurythmie sind die durch Bewegung umgewandelten Elemente der Sprache (Vokale, Konsonanten) und der Musik (Töne, Intervalle). Sie werden je nach Indikation und therapeutischer Zielsetzung spezifisch eingesetzt.

Die Gestaltungsdynamik, die in der Laut- und Klangbildung, sowohl beim Aussprechen und Musikintonieren als auch beim Hören von Vokalen und Konsonanten, entsteht, wird in der Heileurythmie modifiziert und durch Bewegungen des ganzen Menschen, vor allem der Arme und Beine, umgesetzt und therapeutisch wirksam gemacht. Jede Lautbewegung steht in einer bestimmten Wirkungsbeziehung zu den Vorgängen des Organismus. Heileurythmie wirkt gestaltend, ordnend und regulierend auf die Dynamik des Zusammenspiels von geistigen, seelischen und leiblichen Prozessen im Gesamtorganismus wie in der Funktion einzelner Organe und Organsysteme. Die sachkundige Anwendung setzt die menschenkundlichen Gesichtspunkte der anthroposophischen Medizin voraus.

Die Heileurythmie ist Teil der medizinischen Behandlung und wird in Zusammenarbeit mit einem Arzt/Ärztin durchgeführt.

Ziel der Heileurythmie ist es, durch adäquate (aktive oder passive) Bewegungsübungen die Dynamik der gesunden Funktionen des menschlichen Organismus differenziert anzuregen, zu stärken und zu regulieren, um damit bestehende Fehlfunktionen, die zu akuter oder chronischer Krankheit geführt haben oder sich ohne Korrektur zu Störungen mit Krankheitswert entwickeln würden, gezielt entgegenzuwirken.

Indikationen:
Die Heileurythmie findet z.B. bei folgenden Indikationen Anwendung: akute und chronische Erkrankungen der Sinnesorgane, des Nervensystems, der Atmungsorgane, des Herz-Kreislauf-Systems, des Gastrointestinaltraktes, des Urogenital-Systems, des Bewegungsapparates; ebenso bei Fehlbildungen, Entwicklungsstörungen und Behinderungen, in biographischen Krisen, in der Psychosomatik und Psychiatrie. Weitere Indikationsgebiete liegen in der Prävention, Salutogenese, Rehabilitation und Nachsorge.

Kontraindikationen:
Es bestehen relative Kontraindikationen für einzelne Elemente der Heileurythmie bei folgenden Zuständen: hochfieberhafte Erkrankungen, akut-entzündliche Erkrankungen, akute Bewusstseinstrübung, delirante Zustände, frische Frakturen, Schwangerschaft und Stillperiode.

2. Ausbildungsumfang und Ausbildungsinhalte

Die Heileurythmie-Ausbildung baut auf der (staatlich) anerkannten vierjährigen künstlerisch-pädagogischen Grundausbildung der Eurythmie auf. Beiden Ausbildungen liegt das anthroposophische Menschenbild zugrunde. Neben der künstlerischen Fachausbildung wird großer Wert auf die Entfaltung der individuellen Persönlichkeitsbildung im Sinne von Verstehen, Initiative und Verantwortung, aber auch der Bereitschaft und Fähigkeit zur Selbstreflexion und Selbsterziehung gelegt. Eigenständiges Lernen und Erarbeiten bestimmter Themen wird erwartet. Anatomie und Physiologie des gesunden Menschen sind Bestandteil der Grundausbildung, auf der die Heileurythmie-Ausbildung aufbaut.

Vertreter der Heileurythmie-Ausbildungsstätten treffen sich regelmäßig in einer Konferenz der Medizinischen Sektion am Goetheanum, Dornach/CH, wo die grundlegenden Prinzipien und die Weiterentwicklung für die Ausbildung besprochen werden. Es werden übergeordnete Gesichtspunkte zu Lehrplänen und Lehrmethoden erarbeitet und Anerkennungskriterien für die Ausbildungen vereinbart.

Alle Heileurythmie-Ausbildungsstätten sind autonom und gestalten ihren Stundenplan, die Verteilung der Unterrichtsinhalte, deren Rangordnung und eventuelle Schwerpunkte in eigener Verantwortung.

Aufnahmevoraussetzungen: eine abgeschlossene (staatlich) anerkannte Eurythmieausbildung

- Kenntnis der Grundlagenwerke zur Eurythmie
- Kenntnis des anthroposophischen Menschenbildes
- Grundkenntnisse in Anatomie und Physiologie

Aufnahmebedingungen:

- Gute Gesundheit für Studium und Ausübung der Heileurythmie
- Therapeutischer Wille
- Pflegepraktikum
- Ausreichende Beherrschung der Unterrichtssprache

Praktische Ausbildung:

Die praktische Ausbildung (am Patienten) ist durch die Ausbildungsstätten im Rahmen einer Vereinbarung mit Krankenhäusern und anderen geeigneten Einrichtungen sichergestellt. Sie findet unter Anleitung von HeileurythmistInnen und ÄrztInnen in den entsprechenden medizinischen Fachbereichen statt und wird schriftlich bestätigt.

A Theoretischer Unterricht 240 Stunden

1. Berufs-, Gesetzes- und Staatskunde
- Ethik
- Geschichte des Berufes
- Das Gesundheitswesen im jeweiligen Land, einschließlich der Gesundheitsprogramme internationaler Organisationen wie Weltgesundheitsorganisation und Europarat
- Aktuelle berufs- und gesundheitspolitische Fragen im internationalen Vergleich. Arbeits- und berufsrechtliche Regelungen, so weit sie für die Berufsausübung von Bedeutung sind (u. a. Abrechnungs- und Finanzfragen)
- Einführung in das Arbeits- und Arbeitsschutzrecht
- Einführung in das Sozial- und Rehabilitationsrecht
- Strafrechtliche, bürgerlich-rechtliche und öffentlich-rechtliche Vorschriften, die bei der Berufsausübung von Bedeutung sind; Rechtsstellung des Patienten oder seiner Sorgeberechtigten, Schweigepflicht, Datenschutz

2. Fachsprache, Einführung in das wissenschaftliche Arbeiten
- Beschreiben und Berichten
- Charakterisieren und Beurteilen
- Erarbeiten schriftlicher Abhandlungen
- Grundkenntnisse der medizinischen Nomenklatur

3. Medizinische Grundlagen
a) Entwicklung, Funktion und Gestalt des gesunden menschlichen Organismus und seiner Organe unter anthroposophisch-menschen-

kundlichen Gesichtspunkten. Entwicklungsphasen des Kindes- und Jugendalters. Konstitutionstypen

b) Spezielle Krankheitslehre als Voraussetzung für das Verständnis von Krankheit

Ausgewählte Kapitel aus:

- Pädiatrie und Neuropädiatrie, einschließlich Störungen der intra-uterinen und statomotorischen Entwicklung
- Innere Medizin und Geriatrie
- Rheumatologie
- Onkologie
- Neurologie einschließlich der neurophysiologischen Störungen
- Psychiatrie
- Heilpädagogik und Sozialtherapie

Fakultativ:

- Kinder- und Jugendpsychiatrie
- Suchterkrankungen
- Orthopädie
- Chirurgie und Traumatologie
- Gynäkologie und Geburtshilfe
- Dermatologie
- Hals-Nasen-Ohren-Heilkunde
- Augenheilkunde
- Zahnheilkunde/Kieferorthopädie

c) Arzneimittellehre

- Die Beziehung des Menschen zu den Naturreichen und zum Kosmos als Grundlage zum Verständnis der Arzneitherapie der anthroposophischen Medizin
- Spezifische Auswirkungen der Medikation auf Erscheinungs- und Bewegungsbild des Patienten an ausgewählten Beispielen
- Grobe Orientierung über z.B. Diuretika, Antibiotika, Corticoide etc.

4. Theoretische Grundlagen der Bewegung

- Studium des Heileurythmiekurses
- Vergleich mit anderen Bewegungstherapien

5. Sozialkompetenz
- Methodische Grundlagen für therapeutisches Handeln
- Selbstwahrnehmung im Bezug zur therapeutischen Haltung und Vorgehensweise
- Bewegen, Erleben, Erkennen, ganzheitlicher Ansatz zur Selbstregulation
- Vermittlung und Anleitung, Vorgehensweise
- Grundlagen hygiogenetischer Arbeit mit Gruppen
- Patientenkommunikation und Anleitung zur therapieorientierten Führung
- Unterstützung, Beratung und Einbeziehung von Angehörigen in die Therapie
- Therapeutische Rolle und persönliche Identität
- Therapeutisches Handeln
- Struktur und Prozessverlauf
- Grundlagen der Qualitätssicherung
- Supervision, Intervision
- Berufshygiene
- Zusammenarbeit mit Ärzten und anderen Therapeuten

B Praktischer Unterricht — 460 Stunden

1. Allgemeine Bewegungslehre/Bewegungserziehung
1. Grundlagen der Bewegungslehre
2. Bewegungs- und Haltungsanalysen
3. Grundübungen und Prinzipien der Bewegung
4. Eigene Körperwahrnehmung

2. Grundlagen der heileurythmischen Übungen
- Allgemeine Basisübungen zur Schulung der eigenen Bewegung
- Stabübungen, Rhythmus, Raum/Zeit, musikalische Elemente
- Vokal, Konsonant
- Metamorphose der Lautgebärde in die heileurythmische Gebärde
- Dynamik, Sprünge

- Lautfolgen
- Toneurythmie

3. Methodische Anwendung der Heileurythmie in den medizinischen Fachbereichen

- Krankheitstypische Bewegungsabläufe zu ausgewählten, für die Heileurythmie relevanten Krankheitsbildern in:
- Pädiatrie/Neuropädiatrie
- Innere Medizin und Geriatrie
- Rheumatologie
- Onkologie
- Neurologie
- Heilpädagogik und Sozialtherapie

Fakultativ:

- Kinder- und Jugendpsychiatrie
- Suchterkrankungen
- Orthopädie
- Chirurgie und Traumatologie
- Gynäkologie und Geburtshilfe
- Dermatologie
- Hals-Nasen-Ohren-Heilkunde
- Augenheilkunde
- Zahnheilkunde/Kieferorthopädie

4. Heileurythmische Diagnostik, Prozessführung und Dokumentation

- Heileurythmische Bewegungsdiagnostik
- Wahrnehmungsschulung
- Diagnostische Betrachtung der Bewegung (Ersteindruck)
- Erstellung eines Behandlungsplanes
- Therapieentwicklung und Prozessführung, Korrektur
- Dokumentation heileurythmischer Verläufe

5. Prävention und Rehabilitation

- Theoretische Grundlagen der Prävention

- Einsatz heileurythmischer Übungen in der Prävention; praktische Anwendung unter den Gesichtspunkten der Salutogenese
- Grundlagen der Rehabilitation, postoperativ und posttraumatisch
- Erste Hilfe

Stundenzahl insgesamt: 700 Stunden
(240 Std. Theorie; 460 Std. Praxis)

C Allgemeinbildende Fächer 50 Stunden

- Sprachgestaltung
- Anthroposophie

Fakultativ:

- Toneurythmie
- Musik/Leierspiel
- Hörübungen
- Malen – Farbstudien
- Plastizieren
- Projektive Geometrie

D Praktika 300 Stunden

1. Hospitationspraktikum
Kennenlernen der Heileurythmie in den verschiedenen Einrichtungen und Anwendungsbereichen

2. Großes (halbjähriges) Praktikum

1. Einführung in die praktische Arbeit der Heileurythmie unter der Verantwortung eines Mentors
2. Steigerung des Arbeitseinsatzes auf bis zu 6 erwachsenen Patienten oder 8 Kinder pro Tag
3. Diagnosestellung mit Formulierung des Therapiezieles mit dem Arzt/Ärztin

4. Erstellen des Therapieplanes mit dem Mentor auf Grundlage der ärztlichen Diagnose
5. Dokumentation des Therapieverlaufes und der Ergebnisse
6. Adäquater Umgang mit Patienten, Ärzten und Kollegen anderer Fachrichtungen
7. Teilnahme an Teambesprechungen und kollegialen Arbeitsgruppen

Fachbereiche der praktischen Ausbildung:
1. Im klinischen Bereich und in freien Praxen
2. In pädagogischen und heilpädagogischen Einrichtungen und Institutionen
3. In psychiatrischen/psychosomatischen Einrichtungen
4. In Rehakliniken

E Abschlussprüfung

Zulassungsvoraussetzung:
- Nachweis der kontinuierlichen formativen und summativen Evaluation während der einzelnen Module
- Nachweis der erfolgreich absolvierten Praktika
- Abgabe der schriftlichen Abschlussarbeit

Heileurythmie:
Mündliche Prüfung über Kenntnis, Ausführung und Anwendung einer heileurythmischen Übungsfolge sowie über medizinische und sozialwissenschaftliche Grundlagen der Heileurythmie. Es wird ein beispielhafter Ausschnitt der Fähigkeiten überprüft. Eine in Hausarbeit eigenständig erstellte Abschlussarbeit muss 4 Wochen vor der mündlichen Prüfung abgegeben werden.

Schriftliche Arbeit:
- Patientenbeschreibung
- Kurzer Lebenslauf (Anamnese, Biographie). Erster Eindruck
- Krankheitsbild

- Therapieplan
- Therapieverlauf
- Veränderungen im Therapieverlauf
- Wirkung der angewandten heileurythmischen Übungen

Praktische Prüfung:
- Bewegungsdiagnostik
- Behandlungsplan
- Behandlungsdurchführung
- Demonstration

Mündliche Prüfung:
- Ausführung und Anwendung einer heileurythmischen Übfolge
- Medizinische Grundlagen der Heileurythmie
- Sozialwissenschaftliche Grundlagen der Heileurythmie
- Darstellung von Struktur und Prozessverlauf im Anwenden der Heileurythmie

Prüfungszeugnis:
Der erfolgreiche Abschluss wird durch ein Zertifikat bescheinigt, das von der Ausbildungsstätte und der Medizinischen Sektion am Goetheanum in Dornach/CH ausgestellt ist. Der landeseigene Berufsverband erkennt die Ausbildungskriterien an.

18. Anlage 2:

Internationale Ausbilderkonferenz

in der Medizinischen Sektion am
Goetheanum / Dornach, Schweiz
Freie Hochschule für Geisteswissenschaft
E-Mail: sekretariat@heileurythmie-medsektion.net

Internationaler Leitfaden für die Diplomarbeit

Insgesamt sollte die Dokumentation 10 bis 12 getippte Seiten umfassen

- Männlicher, weiblicher Patient; Geb.-Datum, Biographische Aspekte
- medizinische Diagnosestellung durch den Arzt
- heileurythmische Therapie von ... bis ...
- Anzahl der heileurythmischen Behandlungen
- allgemein medizinische Aspekte zum Krankheitsbild (1 Seite)
- allgemein menschenkundliche Aspekte zum Krankheitsbild (1 Seite)
- individuelle medizinische Situation des Patienten (1 Seite)
- individueller menschenkundlicher Blick auf den Patienten (1 Seite)
- Heileurythmischer Ersteindruck:
  a) Gestalt, b) Haltung, c) Bewegungseindruck

- Therapieziel
- heileurythmische Therapie (Lautreihen, seelische Übungen etc.)
- Verlauf:
  a) Motivation des Patienten
  b) Veränderungen im Bewegungsbild
  c) Krisen, Probleme

- Abschluss der Therapie:
  (Erreichen des Therapieziels oder Änderung?)

19. Anlage 3:

Dieser Fragebogen dient der Beobachtungsschulung des Heileurythmisten und nicht der Therapiebeurteilung.

Die drei Bewegungsqualitäten ‹Bewegung›, ‹Gefühl› und ‹Charakter› können im eigenen Bewegen und dann auch beim Patienten bewusster erfahren werden.

Havelhöher Fragebogen zur Eurythmie Therapie (HFET-2)

Aus dem Forschungsinstitut Havelhöhe (FIH); Berlin-Spandau

Name, Vorname	Verschlüsselung	Datum der Dokumentation
Hauptdiagnose		Die Dokumentation erfolgt nach der .... Therapieeinheit

Bitte füllen Sie den Bogen nach der Therapiestunde (mindestens nach der ersten und letzten) rasch und ohne langes Nachdenken aus.
Die Dokumentation sollte möglichst an einfachen diagnostischen Übungen (z.B. Schreiten, 'Ballen und Spreizen' und dem I – A – O im Stehen) erfolgen. Wir empfehlen, sich zu Beginn eines jeden Therapiezyklus eine überschaubare Lautfolge als Therapieziel vorzunehmen.
Die Fragen sollen Ihre Aufmerksamkeit auf die vielfältigen Bewegungsphänomene hinlenken. Eine Beurteilung, ob die Bewegung „normal" oder „nicht normal" ist, wird dann vermieden.
In dem Vortrag vom 04.08.1922 (GA 279) führt R. Steiner für die Eurythmie aus, dass die drei Bewegungselemente **<Bewegung, Gefühl und Charakter>** direkt beobachtbar sind. Dieselben Elemente sind auch in der Heileurythmie wahrnehmbar und beschreibbar. Die Veränderungen dieser Elemente während eines Therapiezyklus sollen dokumentiert werden.

1. Folgende Lautfolge ______ **soll therapeutisch entwickelt werden.**

1.1 Der/die Patient/in hat früher schon Eurythmie/Heileurythmie geübt? Ja Nein
1.2 Die geplante Lautreihe ist dem/der Patient/in schon bekannt Ja Nein
1.3 Nach welcher Therapieeinheit wurde die Laufreihe festgelegt? ______

2. Allgemeiner Eindruck:

		sehr									gar nicht	nicht beobachtet
2.1.1	Ist der Gang des Patienten schwer ?	10	9	8	7	6	5	4	3	2	1	☐
2.1.2	Ist der Gang leicht ?	10	9	8	7	6	5	4	3	2	1	☐
2.1.3	Ist der Gang kraftvoll?	10	9	8	7	6	5	4	3	2	1	☐
2.1.5	Ist der Gang großschrittig ?	10	9	8	7	6	5	4	3	2	1	☐
2.1.6	Ist der Gang kleinschrittig ?	10	9	8	7	6	5	4	3	2	1	☐
2.2.1	Ist die Körperhaltung gebeugt ?	10	9	8	7	6	5	4	3	2	1	☐
2.2.2	Sind die Schultern hängend ?	10	9	8	7	6	5	4	3	2	1	☐

		sehr gut									sehr gering	nicht beobachtet
2.3	Wie ist die Geschicklichkeit...											
2.3.1	···in der rechten Hand entwickelt	10	9	8	7	6	5	4	3	2	1	☐
2.3.2	···in der linken Hand entwickelt	10	9	8	7	6	5	4	3	2	1	☐
2.3.3	···im rechten Fuß entwickelt	10	9	8	7	6	5	4	3	2	1	☐
2.3.4	···im linken Fuß entwickelt	10	9	8	7	6	5	4	3	2	1	☐

2.4 besteht eine Funktionsstörung

der Sprache	der rechten Hand	der linken Hand	des rechten Beins	des linken Beins	
2.4.1	2.4.2	2.4.3	2.4.4	2.4.5	2.4.6 nein

Wenn eine Funktionsstörung besteht, welche: ....

2.4.7 Es bestehen folgende Symptome? Ödeme Schmerzen Schwindel Über- Untergewicht

Kurzer Kommentar zu den Symptomen:

		sehr									gar nicht	nicht beobachtet
2.5	Die Atmung des Patienten ist...											
2.5.1	...zu Beginn der Behandlung flach	10	9	8	7	6	5	4	3	2	1	☐
2.5.2	...zu Beginn beschleunigt	10	9	8	7	6	5	4	3	2	1	☐
	Sie ist am Ende der Behandlung···											
2.5.3	...weiterhin flach	10	9	8	7	6	5	4	3	2	1	☐
2.5.4	...weiterhin beschleunigt	10	9	8	7	6	5	4	3	2	1	☐
2.5.5	Hält er / sie den Atem während der Übung lange an ?	10	9	8	7	6	5	4	3	2	1	☐
2.5.6	Ist die Atmung stoßig?	10	9	8	7	6	5	4	3	2	1	☐
2.5.7	Ist die Atmung unregelmäßig?	10	9	8	7	6	5	4	3	2	1	☐

2.6 Wenn der/die Patient/in mit Ihnen spricht, wie empfinden Sie seine/ihre Stimme?

		außerordentlich									gar nicht	nicht beobachtet
2.6.1	Artikuliert der Patient deutlich?	10	9	8	7	6	5	4	3	2	1	☐
2.6.2	Klingt die Stimme laut ?	10	9	8	7	6	5	4	3	2	1	☐
2.6.3	Stottert der/die Patient/in ?	10	9	8	7	6	5	4	3	2	1	☐
2.6.4	Lispelt der/die Patient/in ?	10	9	8	7	6	5	4	3	2	1	☐

		sehr warm									sehr kalt	nicht beobachtet
2.7.1	Die Hände sind zu Beginn	10	9	8	7	6	5	4	3	2	1	☐
2.7.2	Die Hände sind am Ende	10	9	8	7	6	5	4	3	2	1	☐

3. Der heileurythmische Eindruck der Bewegungen:

Der <Bewegungsanteil> der Bewegung wird sichtbar, wenn die bewegte Gestalt des Menschen in Raum und Zeit beobachtet wird. Dieses 'Kleid' der Bewegung drückt sich durch 'Schwere' und 'Leichte' und den Raumbezug aus.

		sehr									gar nicht	nicht beobachtet
3.1	Ist der <Bewegungsanteil>											
3.1.1	beim Laufen unsicher?	10	9	8	7	6	5	4	3	2	1	☐
3.1.2	beim Greifen unsicher?	10	9	8	7	6	5	4	3	2	1	☐

		sehr symmetrisch									nicht symmetrisch	nicht beobachtet
3.1.3	Werden symmetrisch gezeigte Bewegungen der Arme symmetrisch ausgeführt?	10	9	8	7	6	5	4	3	2	1	☐
3.1.4	Werden symmetrisch gezeigte Bewegungen der Beine symmetrisch ausgeführt?	10	9	8	7	6	5	4	3	2	1	☐

		sehr groß									gar nicht	nicht beobachtet
3.1.5	werden sie groß nachgeahmt ?	10	9	8	7	6	5	4	3	2	1	☐

		sehr klein									gar nicht	nicht beobachtet
3.1.6	werden sie klein nachgeahmt ?	10	9	8	7	6	5	4	3	2	1	☐

		sehr früh									sehr spät	nicht beobachtet
3.1.7	Wann wird nachgeahmt?	10	9	8	7	6	5	4	3	2	1	☐

		sehr gut									gar nicht	nicht beobachtet
3.1.8	Wie ist die Fähigkeit der Nachahmung?	10	9	8	7	6	5	4	3	2	1	☐

		sehr ausgeprägt									gar nicht	nicht beobachtet
3.2.	Wie ist der Bewegungsfluss?											
3.2.1	Ist er schwer?	10	9	8	7	6	5	4	3	2	1	☐
3.2.2	Ist er leicht?	10	9	8	7	6	5	4	3	2	1	☐
3.2.3	Ist er stockend?	10	9	8	7	6	5	4	3	2	1	☐
3.2.4	Ist er verfließend?	10	9	8	7	6	5	4	3	2	1	☐
3.2.5	Ist er erstarrt?	10	9	8	7	6	5	4	3	2	1	☐
3.2.6	Ist er hektisch?	10	9	8	7	6	5	4	3	2	1	☐

		sehr ausgeprägt									gar nicht	nicht beobachtet
3.3	Erscheint die Bewegung mechanisch?	10	9	8	7	6	5	4	3	2	1	☐

3.4	Erscheint das Element Bewegung	gar nicht									immer	nicht beobachtet
3.4.1	vollständig im räumlichen Aspekt	10	9	8	7	6	5	4	3	2	1	☐
3.4.2	vollständig im zeitlichen Aspekt	10	9	8	7	6	5	4	3	2	1	☐

4. Der <Gefühlsanteil> der Bewegung wird sichtbar, wenn der/die Bewegende es zulässt, dass der Umraum die Bewegung mit gestalten kann. Die innere Erfahrung des Eurythmisten ist dabei: „Mein 'Schleier' wird von außen angezogen oder von außen gedrückt". Dieses Bewegungselement lebt auch in den heileurythmischen Bewegungen. Können Sie diesen <Gefühlsanteil> der Bewegungen beim Patienten wahrnehmen?

4.1	Ich kann den Gefühlsanteil wahrnehmen	deutlich									gar nicht	nicht beobachtet
		10	9	8	7	6	5	4	3	2	1	☐

4.2 Wenn Sie ihn wahrnehmen, erscheint der <Gefühlsanteil> der Bewegung

- 4.2.1 mehr von außen gedrückt ☐
- 4.2.2 mehr von außen gezogen ☐
- 4.2.3 beides in wechselnder Intensität ☐

4.3	Wird die einzelne Lautbewegung mit innerer Anteilnahme durchgeführt?	sehr ausgeprägt									gar nicht	nicht beobachtet
		10	9	8	7	6	5	4	3	2	1	☐
4.4	Kann der/die Patient/in selber diesen Umkreis seiner/ihrer Bewegungen erleben?	sehr ausgeprägt									gar nicht	nicht beobachtet
		10	9	8	7	6	5	4	3	2	1	☐

5. Der <Charakteranteil> der Bewegung ist sichtbar, wenn die innere Anspannung der Muskeln während der Bewegung beobachtet wird. Der <Charakter> dominiert am Anfang der Blaselaute und am Ende der Stoßlaute und Vokale.

5.1 Wie ist die Grundspannung (Tonus) in den Armen?

5.1.1	Der Tonus ist während der ganzen Bewegung vorhanden?	sehr stark									sehr schwach	nicht beobachtet
		10	9	8	7	6	5	4	3	2	1	☐
5.1.2	Ist der <Charakter> am Anfang einer **Blaselaut-Bewegung** stark?	10	9	8	7	6	5	4	3	2	1	☐
5.1.3	Wird der <Charakter> gegen Ende einer **Stoßlaut- Bewegung** gestaltet?	10	9	8	7	6	5	4	3	2	1	☐
5.1.4	Wie ist der Charakter bei den Zitter-, Wellenlauten	10	9	8	7	6	5	4	3	2	1	☐
5.1.5	Wird der <Charakter> gegen Ende einer **Vokal-Bewegung** gestaltet?	10	9	8	7	6	5	4	3	2	1	☐

5.2 Wie ist diese Grundspannung (Tonus) in den Beinen?

5.2.1	Der Tonus ist während der ganzen Bewegung vorhanden	sehr stark									sehr schwach	nicht beobachtet
		10	9	8	7	6	5	4	3	2	1	☐
5.2.2	Ist der <Charakter> am Anfang einer **Blaselaut-Bewegung** stark?	10	9	8	7	6	5	4	3	2	1	☐
5.2.3	Wird der <Charakter> gegen Ende einer **Stoßlaut- Bewegung** gestaltet?	10	9	8	7	6	5	4	3	2	1	☐
5.2.4	Wie ist der Charakter bei den Zitter-, Wellenlauten	10	9	8	7	6	5	4	3	2	1	☐
5.2.5	Wird der <Charakter> gegen Ende einer **Vokal-Bewegung** gestaltet?	10	9	8	7	6	5	4	3	2	1	☐

6. Zusammenfassende Beobachtung zu <Bewegung, Gefühl, Charakter>

		ausgeprägt									gar nicht	nicht beobachtet
6.1	Ist ein harmonisches Verhältnis der drei Elemente sichtbar?	10	9	8	7	6	5	4	3	2	1	☐
6.2	Überwiegt die <Bewegung>	10	9	8	7	6	5	4	3	2	1	☐
6.3	Überwiegt das <Gefühl>	10	9	8	7	6	5	4	3	2	1	☐
6.4	Überwiegt der <Charakter>	10	9	8	7	6	5	4	3	2	1	☐

7. Frage zum vor- und Nachtingieren der Konsonantenbewegungen

Beim vortingieren wird das Geistige des Konsonsanten schon im Inneren, beim Nachtingieren noch mehr im Äußeren gefühlt.

		ausgeprägt									gar nicht	nicht beobachtet
7.1	Wird das Vortingieren realisiert?	10	9	8	7	6	5	4	3	2	1	☐
7.2	Wir das Nachtingieren realisiert?	10	9	8	7	6	5	4	3	2	1	☐

8. Wie ist der/die Patient/in seelisch an der Therapie beteiligt?

		sehr stark									sehr schwach	nicht beobachtet
8.1	Aktiv von Beginn der Übungszeit an?	10	9	8	7	6	5	4	3	2	1	☐
8.2	Aktiv erst am Ende der Übungszeit ?	10	9	8	7	6	5	4	3	2	1	☐
8.3	Wirkt er/sie innerlich bedrückt?	10	9	8	7	6	5	4	3	2	1	☐
8.4	Wirkt er/sie zuversichtlich ?	10	9	8	7	6	5	4	3	2	1	☐

9. Wie erleben Sie die Eigenaktivität des/r Patienten/in?

		sehr stark									sehr schwach	nicht beobachtet
9.1	Kann der Patient neue Übungen, nachdem sie mehrmals vorgemacht wurden, genau nachahmen?	10	9	8	7	6	5	4	3	2	1	☐

		sehr stark									sehr schwach	nicht beobachtet
9.2	Erinnert er die Übungen noch in der nächsten Stunde ?	10	9	8	7	6	5	4	3	2	1	☐

		sehr stark									sehr schwach	nicht beobachtet
9.3	Erlebt der Patient das Nachlauschen der Vokale in sich?	10	9	8	7	6	5	4	3	2	1	☐

		sehr stark									sehr schwach	nicht beobachtet
9.4	Erlebt der Patient das Nachbilden der Konsonanten in sich (Abfotografieren)?	10	9	8	7	6	5	4	3	2	1	☐

		täglich									nie	nicht beobachtet
9.5	Übt der Patient selber regelmäßig zuhause?	10	9	8	7	6	5	4	3	2	1	☐
9.6	Übt die Mutter/der Vater mit dem Kind?	10	9	8	7	6	5	4	3	2	1	☐

10. Ablauf der Behandlung

Am Anfang der Behandlungsfolge wurde die o.a. Lautfolge für die Therapie festgelegt. Von diesen Lauten wurden folgende Laute wirklich geübt:

Folgende andere Übungen und Laute wurden außerdem geübt:

Warum brauchten Sie zusätzlich diese Übungen ?

Bitte notieren Sie weitere wichtige Beobachtungen.

Dieser Fragebogen kann bei Dr. med. M. Kröz <mkroez@havelhoehe.de> angefordert werden.

20. Literaturverzeichnis

(zitierte Autoren und weiterführende Literatur)

BARFOD, W. / SEEGER, A. / VAN DEN AKKER, G. / HOFREFE, B. (1992): Die drei Urphänomene eurythmischer Bewegung. Verlag am Goetheanum, Dornach / Schweiz

BARFOD, W. (1999): I A O und die eurythmischen Meditationen. Verlag am Goetheanum, Dornach / Schweiz

BAUMANN, E. (1955): Beiträge zum Heileurythmie-Kurs. Manuskriptdruck «St. Christophe» Féchy (Vaud) Schweiz

BENTINCK, V. (1996): Das reduzierende Element in R. Steiners Heileurythmie-Kurs. In: Niederhäuser-de Jaager, D. / Müller-Wiedemann, S. / Höller, K. / Herz, L. / Bentinck, V. / von Heynitz, S. / Authenrieth, EM. / Meili, O. (1996): Heileurythmie und Hygienische Eurythmie. Verlag am Goetheanum, Dornach / Schweiz

BORT, J. (1958): Heileurythmie mit seelenpflege-bedürftigen Kindern. Natura Verlag Arlesheim, Schweiz

BRÄUNER-GÜLOW, G. / GÜLOW, H. (2005): Bewegungstherapien im Vergleich. Heileurythmie, Integrative, Konzentrative und Rhythmische Bewegungstherapie. Eine Standortbestimmung. Merkurstab 58,6, S. 458–464

DEVENTER-WOLFRAM, E. v. (1961): Erinnerungen und Gedanken über den Weg der Entstehung der Heileurythmie. In: Blätter für Anthroposophie, Basel, 13. Jg., Nr. 10

FREUD, S. (1923): Das Ich und das Es. In: Gesammelte Werke, Band 13. Hamburg

GLAS, MARIA (1975): Erfahrungen mit der Heileurythmie. Manuskript

GLÖCKLER, M. (1997): Der besondere Auftrag der Heileurythmie in der Heilpädagogik. In: (Hg.) Grimm, R. (1997): Heilende Kräfte in der Bewegung. Verlag Freies Geistesleben, Stuttgart

GÖBEL, TH. (1982): Die Quellen der Kunst. Phil.-Anth. Verlag am Goetheanum, Dornach / Schweiz

Göbel, Th. (2003): Zum anthroposophisch-medizinischen Verständnis der Krebsreihe. Merkurstab 56,3, S. 122–129

Heigl, M.-I. (2006): Artemis, Eurythmie, Sprachgestaltung und Philosophie der Freiheit. www.widar.de

Heusser, P. (Hg.) (1996): Heileurythmie und Hygienische Eurythmie. Verlag am Goetheanum, Dornach / Schweiz

Höller, K. (1996): Die vier Äther beim heileurythmischen Vokalisieren und Konsonantieren sowie bei den seelischen Übungen. In: Niederhäuser-de Jaager, D. / Müller-Wiedemann, S. / Höller, K. / Herz, L. / Bentinck, V. / von Heynitz, S. / Authenrieth, EM. / Meili, O. (1996): Heileurythmie und Hygienische Eurythmie. Verlag am Goetheanum, Dornach / Schweiz

Jenaro, E. (1999): Rudolf Steiners eurythmische Lautordnung. Verlag Freies Geistesleben, Stuttgart

Kirchner-Bockholt, M. (1962): Grundelemente der Heileurythmie. Phil.-Anth. Verlag am Goetheanum, Dornach, Schweiz

Kisseleff, T. (1982): Eurythmie-Arbeit mit Rudolf Steiner. Verlag Die Pforte, Basel

Laue, H. B. von (1999): Natur- und geisteswissenschaftliche Aspekte der Tumorentwicklung. Merkurstab 52,3, S. 145–153

Laue, H. B. von (2000): Die sieben Lebensprozess, ihre physiologische Verwandlung und die Krebserkrankung. Merkurstab 53,5, S. 305–316

Laue, H. B. von (2003): Tumorbiologie. In: V. Fintelmann (Hg.): Onkologie auf anthroposophischer Grundlage. Verlag J. M. Mayer, Stuttgart

Laue, H. B. von (2004): Kalzium als Substanz und als Prozess im Menschen. Merkurstab 57,2, S. 78–95

Laue, H. B. von (2005): Die vier Wesensglieder des Menschen und ihre Tätigkeit mit dem Phosphor. Merkurstab 58,6, S. 428–447

Müller-Wiedemann, H. (1997): Über eine allgemeine Wirksamkeit der Heileurythmie. In: Grimm, R. (Hg.): Heilende Kräfte in der Bewegung. Verlag Freies Geistesleben, Stuttgart

Niederhäuser-de Jaager, D. / Müller-Wiedemann, S. / Höller, K. / Herz, L. / Bentinck, V. / von Heynitz, S. / Authenrieth, EM. /

Meili, O. (1996): Heileurythmie und Hygienische Eurythmie. Verlag am Goetheanum, Dornach / Schweiz
Nissen-Schnürer, M. (2001): Der bewegte Weg zur Gesundheit. Heileurythmie. Verlag C. Möllmann, Borchen
Parr, Th. (1993): Eurythmie, R. Steiners Bühnenkunst. Phil.-Anthr. Verlag am Goetheanum, Dornach / Schweiz
Pompino-Marschall, B. (1995): Einführung in die Phonetik. Verlag W. de Gruyter Berlin – New York
Reitz, G. / Rosky, T. / Schmidts, R. / Urspruch, I. (2005): Heilsame Bewegung. Musik-, Tanz- und Theatertherapie. Wiss. Buchgesellschaft, Darmstadt 2005
Steinke, U. (1998): Lesebuch Heileurythmie. Aufzeichnungen aus langjähriger Praxis für Patienten, Ärzte, Therapeuten. Verlag Ch. Möllmann, Paderborn
Torriani, R. (2006): Die menschliche Konstitution als Ergebnis des Zusammenwirkens von oberem und unterem Menschen. Merkurstab 59,1, S. 31–46
Wendler, J. / Seidner, W. / Eysholdt, U. (2005): Lehrbuch der Phoniatrie und Pädaudiologie 4° G. Thieme Verlag Stuttgart – New York
Werner, H. / Laue, E. E. v. / Laue, H. B. von (1995): Die Krankheitsbiographie als diagnostisches und therapeutisches Element. Der Merkurstab 48,2, S. 177–192
Wolff-Hoffmann, G. (1986) Heileurythmie. In: Das Bild des Menschen als Grundlage der Heilkunst. Bd. II. Zur allgemeinen Pathologie und Therapie. Verlag Freies Geistesleben, Stuttgart
Zehnter, A.: Persönliche Mitteilung

RUDOLF STEINER

Zitierte Bände aus der Rudolf Steiner Gesamtausgabe (GA)

(Titelangaben in Kurzfassung) – Rudolf Steiner Verlag, Dornach

27	Grundlegendes für eine Erweiterung der Heilkunst ...
45	Anthroposophie. Ein Fragment ...
170	Das Rätsel des Menschen ...
208	Anthroposophie als Kosmosophie, 2. Teil
221	Erdenwissen und Himmelserkenntnis
230	Der Mensch als Zusammenklang ...
267	Seelenübungen, Band I
277a	Die Entstehung und Entwickelung der Eurythmie
279	Eurythmie als sichtbare Sprache
280	Methodik und Wesen der Sprachgestaltung
282	Sprachgestaltung und Dramatische Kunst
300 b	Konferenzen ...
303	Die gesunde Entwickelung des Menschenwesens ...
305	Die geistig-seelischen Grundkräfte der Erziehungskunst ...
312	Geisteswissenschaft und Medizin
313	Geisteswissenschaftlich Gesichtspunkte zur Therapie
314	Physiologisch-Therapeutisches ...
315	Heileurythmie
317	Heilpädagogischer Kurs

HANS-BRODER VON LAUE / ELKE E. VON LAUE

ZUR PHYSIOLOGIE DER HEILEURYTHMIE